Transparenzkriterien für pflanzliche, homöopathische und anthroposophische Arzneimittel

Theodor Dingermann (Hrsg.)
unter Mitarbeit der
Expertenkommission BARMER/BPI

Transparenzkriterien für pflanzliche, homöopathische und anthroposophische Arzneimittel

Expertenvotum zur Vorbereitung eines Modellvorhabens nach §§ 63–65 SGB V zur Förderung der Rationalität der Verordnung pflanzlicher, homöopathischer und anthroposophischer Arzneimittel

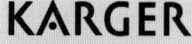
KARGER

Basel · Freiburg · Paris · London · New York · New Delhi · Bangkok · Singapore · Tokyo · Sydney

Die Deutsche Bibliothek – CIP-Einheitsaufnahme

Transparenzkriterien für pflanzliche, homöopathische und anthroposophische Arzneimittel :
Expertenvotum zur Vorbereitung eines Modellvorhabens nach §§ 63–65 SGB V zur Förderung der
Rationalität der Verordnung pflanzlicher, homöopathischer und anthroposophischer Arzneimittel /
Theodor Dingermann (Hrsg.) unter Mitarb. der Expertenkommission BARMER/BPI. - Basel ; Freiburg ;
Paris ; London ; New York ; New Dehli ; Bangkok ; Singapore ; Tokyo ; Sydney ; Karger, 2000
   ISBN 3-8055-7045-7

Autoren und Herausgeber haben alle Anstrengungen unternommen, um sicherzustellen, daß die
Auswahl und Dosierungsangaben von Wirkstoffen im vorliegenden Text mit den aktuellen Vorschriften und der Praxis übereinstimmen. Trotzdem muß der Leser im Hinblick auf den Stand der
Forschung, Änderung staatlicher Gesetzgebungen und den ununterbrochenen Strom neuer For-
schungsergebnisse bezüglich Wirkung und Nebenwirkungen von Inhaltsstoffen darauf aufmerk-
sam gemacht werden, daß unbedingt bei einem Medikament mit den genannten Wirkstoffen die
Packungsbeilage konsultiert werden muß, um mögliche Änderungen im Hinblick auf die Indikation und Dosierung nicht zu übersehen. Gleiches gilt für spezielle Warnungen und Vorsichtsmaß-
nahmen. Ganz besonders gilt dieser Hinweis für empfohlene neue und/oder nur selten gebrauchte
Wirkstoffe.

© Copyright 2000 by S. Karger GmbH, Postfach D-79095 Freiburg, und S. Karger AG, Postfach, CH-4009 Basel
Printed in Germany on acid-free paper by Konkordia Druck GmbH, Eisenbahnstraße 31, D-77815 Bühl
ISBN 3-8055-7045-7

Inhalt

Teil 2: Homöopathische Arzneimittel

Teil 3: Anthroposophische Arzneimittel

Expertenkommission

Prof. Dr. Theodor Dingermann (Berichterstatter Phytopharmaka)
Johann Wolfgang Goethe-Universität Frankfurt,
Geschäftsführender Direktor des Instituts für Pharmazeutische Biologie

Prof. Dr. Volker Fintelmann
(Vorsitzender, Berichterstatter anthroposophische Arzneimittel)
Rot-Kreuz-Krankenhaus Rissen, Hamburg
Vorstand der Carl-Gustav-Carus-Akademie, Hamburg

Prof. Dr. Gerd Glaeske
BARMER Ersatzkasse Wuppertal,
Leiter der Abteilung wissenschaftlich-medizinische Grundsatzfragen,
seit Dezember 1999 Professor für Arzneimittelversorgungsforschung,
Zentrum für Sozialpolitik, Universität Bremen

Prof. Dr. Horst Ferdinand Herget
Justus-Liebig-Universität Gießen,
Funktionsbereich Schmerztherapie an der Abteilung
Anästhesiologie und Operative Intensivmedizin

Prof. Dr. Dietrich Hofmann
Johann Wolfgang Goethe-Universität Frankfurt,
Leiter der Abteilung Allgemeine Pädiatrie II

Prof. Dr. Dr. Dieter Loew
Johann Wolfgang Goethe-Universität Frankfurt,
Institut für klinische Pharmakologie

Jürgen Pascoe
Gießen
Mitglied des Vorstandes des Landesverbandes Hessen des BPI

Prof. Dr. Barbara Sickmüller
Bundesverband der Pharmazeutischen Industrie e. V., Frankfurt
Geschäftsführerin Geschäftsbereich Medizin und Pharmazie

Dr. Markus Wiesenauer (Berichterstatter Homöopathika)
Weinstadt-Strümpfelbach
Facharzt für Allgemeinmedizin, Homöopathie, Naturheilverfahren,
Umweltmedizin

Vorwort der Projektträger

Die BARMER Ersatzkasse und der Bundesverband der Pharmazeutischen Industrie e.V. (BPI) haben gemeinsam ein Projekt begonnen, um die Rationalität bei der Verordnung von pflanzlichen, homöopathischen und anthroposophischen Arzneimitteln in einem Modellvorhaben zu fördern. Anstoß hierfür war einerseits die hohe Akzeptanz der Bevölkerung bei der Anwendung dieser Arzneimittel und andererseits die Kritik, die diesen Produkten aus einigen Bereichen des Gesundheitswesens entgegengebracht wird. Die Initiative hierfür ging zunächst vom Landesverband Hessen des BPI aus, der zusammen mit der BARMER Ersatzkasse auch die hierfür notwendige unabhängige Expertenkommission benannte.

Arzneimittel dieser Gruppen sind gleichberechtigt wie andere Arzneimittel in die vertragsärztliche Versorgung eingeschlossen. In einem Modellvorhaben soll aufgezeigt werden, daß der Einsatz dieser Arzneimittel zur Verbesserung der Wirtschaftlichkeit und Qualität der Arzneimittelversorgung beitragen kann. Das gemeinsam von der BARMER Ersatzkasse und dem BPI eingesetzte Expertengremium hat Kriterien zur Auswahl geeigneter pflanzlicher, homöopathischer und anthroposophischer Arzneimittel für dieses Modellvorhaben erarbeitet. In beispielhaften Indikationen sollen Erfahrungen in der Anwendung dieser Arzneimittel gewonnen und dokumentiert werden. Die Ergebnisse einer solchen geplanten, wissenschaftlich begleiteten und ausgewerteten Untersuchung sollen den Stellenwert dieser Arzneimittel, die in der allgemeinärztlichen Patientenversorgung quantitativ eine wichtige Bedeutung haben, qualitativ beleuchten. Mit den hier publizierten Teilberichten wird somit eine Auswahl für eine bestimmte Fragestellung in einem Modellvorhaben gemäß §§ 63 bis 65 SGB V getroffen; diese Auswahl darf daher nicht als präformierte Positivliste mißverstanden werden.

BARMER Ersatzkasse und BPI möchten mit diesem Vorhaben einen Beitrag dazu leisten, die Möglichkeiten und Grenzen der Therapie mit den genannten Arzneimittelgruppen besser bestimmen zu können und die Bereitschaft zu erhöhen, an pflanzliche, homöopathische und anthroposophische Arzneimittel wissenschaftliche Anforderungen zu stellen.

Wuppertal/Frankfurt am Main, im Januar 2000

Dr. Eckart Fiedler
Vorsitzender des Vorstandes der
BARMER Ersatzkasse

Prof. Dr. med. Rüdiger Vogel
Vorsitzender des Bundesverbandes der
Pharmazeutischen Industrie e.V.

Vorwort des Vorsitzenden des BPI-Landesverbandes Hessen

Die hier vorliegenden Konsensus-Berichte sind aus verschiedenen Gründen ein bisher einmaliges Ergebnis, das zwischen einer großen Krankenkasse und dem BPI als dem mitgliederstärksten Verband der pharmazeutischen Industrie in Deutschland erreicht wurde.

Einmalig deshalb, weil – sowohl von der BARMER wie auch vom BPI benannte – unabhängige Experten in zahlreichen intensiven Sitzungen und aufwendiger begleitender Arbeit und Recherche übereinstimmend zu therapeutischen Empfehlungen für ausgewählte Indikationsbereiche gelangt sind. Diese Empfehlungen sollen nun in verschiedenen Modellvorhaben umgesetzt werden, die zwischen der BARMER und im Sinne des SGB V rechtsfähigen Institutionen der Ärzteschaft zu vereinbaren sind. Natürlich verlangte das Zustandekommen dieser Liste Kompromisse sowohl auf seiten der Kritiker dieser Therapieformen wie auch auf seiten der vertretenen Industrie und der betroffenen Firmen. Da bei den angestrebten Modellvorhaben die Qualität der Aussage im Vordergrund steht, wird man im Rahmen der wissenschaftlichen Begleitung gewiß zu zweckdienlichen Bewertungen dieser Therapieansätze kommen.

Erstmalig wird auch in diesen angestrebten Modellvorhaben der Wunsch vieler Patienten (nach letzten Umfragen 83% der Bevölkerung) berücksichtigt, von den Vertragsärzten dem Erkrankungszustand angemessene Arzneimittel verordnet zu bekommen, wobei pflanzliche, homöopathische oder anthroposophische Arzneimittel besonders berücksichtigt werden sollen.

Mit diesen Bemerkungen ist auch der Dank an die Fachleute der Expertenkommission sowie – aus der Sicht des BPI – auch an die Partner der BARMER zu richten, die dieses Vorhaben in den letzten zwei Jahren so weit gebracht haben.

Frankfurt am Main, im Januar 2000

Dr. Bernd Wegener
Vorsitzender des Landesverbandes Hessen
Stellvertretender Vorsitzender des BPI

Vorwort der Expertenkommission

Die Expertenkommission der BARMER und des Bundesverbandes der Pharmazeutischen Industrie hat sich zum Ziel gesetzt, die Rationalität in der Anwendung von pflanzlichen, homöopathischen und anthroposophischen Arzneimitteln in der vertragsärztlichen Versorgung zu fördern. Dies soll in einem Modellvorhaben nach den §§ 63–65 des Fünften Sozialgesetzbuches (SGB V) geschehen, das zwischen den Kassenärztlichen Vereinigungen einerseits und den Krankenkassen und den Verbänden andererseits vereinbart werden kann und die Qualität und Wirtschaftlichkeit der Versorgung verbessern soll. Modellvorhaben müssen ausgewertet werden. Dazu wird eine wissenschaftliche Begleitung bestimmt und eine Auswertung der Maßnahmen «im Hinblick auf die Erreichung der Ziele» durchgeführt; die Ergebnisse sind zu veröffentlichen. Das Expertengremium sah sich daher vor der Aufgabe, Kriterien für die später zu erstellende Aufstellung der Arzneimittel zu erarbeiten, die als Basis für ein Modellvorhaben herangezogen werden können. Diese Kriterien, die unter Berücksichtigung der Anforderungen des SGB V (aktueller Kenntnisstand, Qualität, Wirksamkeit, therapeutischer Nutzen, Negativlisten-Regelung) erstellt wurden, beziehen sich nicht auf den gesamten Markt der pflanzlichen, homöopathischen und anthroposophischen Arzneimittel, sondern haben sich auf die wichtigen und häufig verordneten Indikationsgruppen beschränkt. Der nun vorliegende Ergebnisbericht ist auch nicht statisch zu verstehen – Veränderungen im Erkenntnisstand und Zulassungsstatus machen es notwendig, Aktualisierungen eines solchen Ergebnisberichtes vorzusehen. Dennoch ist das Expertengremium davon überzeugt, daß die Veröffentlichung der vorliegenden Arbeitsergebnisse dazu beitragen kann, eine Wertung von Phytopharmaka, Homöopathika und Anthroposophika vorzunehmen und damit auch die Auswahl solcher Arzneimittel aus dem umfangreichen Angebot des Arzneimittelmarktes zu unterstützen. Beides ist Voraussetzung für mehr Rationalität in der vertragsärztlichen Versorgung.

Das Expertengremium war sich immer dessen bewußt, daß die vorliegenden Arbeitsergebnisse nur eine Momentaufnahme darstellen können. Vorschläge für Verbesserungen oder für Änderungen, aber auch kritische Anmerkungen sind daher für eine weiterführende Diskussion willkommen, wenn sie insgesamt dem Ziel dienen, die Anwendung von pflanzlichen, homöopathischen und anthroposophischen Arzneimitteln rationaler zu gestalten und damit auch für die Zukunft im Rahmen der vertragsärztlichen Versorgung abzusichern.

Frankfurt am Main, im Januar 2000

Prof. Dr. Theodor Dingermann, Prof. Dr. Volker Fintelmann,
Prof. Dr. Barbara Sickmüller, Prof. Dr. Gerd Glaeske

Teil 1: Pflanzliche Arzneimittel

Einleitende Bemerkungen

Die Expertenkommission hat zwischen dem 26.08.1998 und dem 05.10.1999 insgesamt zwölfmal in Frankfurt getagt. Im wesentlichen wurde der Phytopharmakamarkt nach Drogen/Indikationen gesichtet, um auf der Basis der am Markt befindlichen Präparate Regeln zu erarbeiten, nach denen Phytopharmaka für den Modellversuch ausgewählt und verordnet werden können.
Ziel war es nicht, sämtliche Indikationen und die dazugehörigen Drogen zu bewerten, sondern einen beispielhaften Ausschnitt einer rationalen Phytotherapie aufzuzeigen. Aus diesem Grund darf aus der Nichtnennung von Indikationen oder Drogen nicht auf eine negative Wertung durch die Kommission geschlossen werden.

Übergeordnete Gesichtspunkte: Vereinbart wurde, alle Phytopharmaka für eine Verordnung oder für die Selbstmedikation zu empfehlen, die monographiekonform sind, sich im Nachzulassungsverfahren befinden und dem aktuellen Wissensstand entsprechen oder bereits eine Zulassung gemäß AMG erhalten haben. Quellen für die Bewertung waren:

- Aufbereitungsmonographien der Kommission E
- AMIS-Datenbank
- Arzneibücher
- Rote Liste 1999
- Fachinformationen

Bereits zugelassene Präparate lassen sich an einer auf der Packung aufgedruckten Zulassungsnummer erkennen. Diese Information ist allerdings in gängigen Nachschlagewerken nicht ersichtlich.
Falls eine Zulassung aus einem anderen EU-Mitgliedsstaat geltend gemacht wird, muß die Zulassung gemäß der EU-Richtlinie 65/65/EWG des Rates vom 26.1.65 zur Angleichung der Rechts- und Verwaltungsvorschriften über Arzneimittel erfolgt sein. Dies muß der Expertenkommission belegt werden.

Von der Verordnungsfähigkeit ausgeschlossen sind die in SGB V, § 34, Absatz 1 genannten Präparategruppen. Diese sind ausschließlich zur Selbstmedikation vorgesehen.

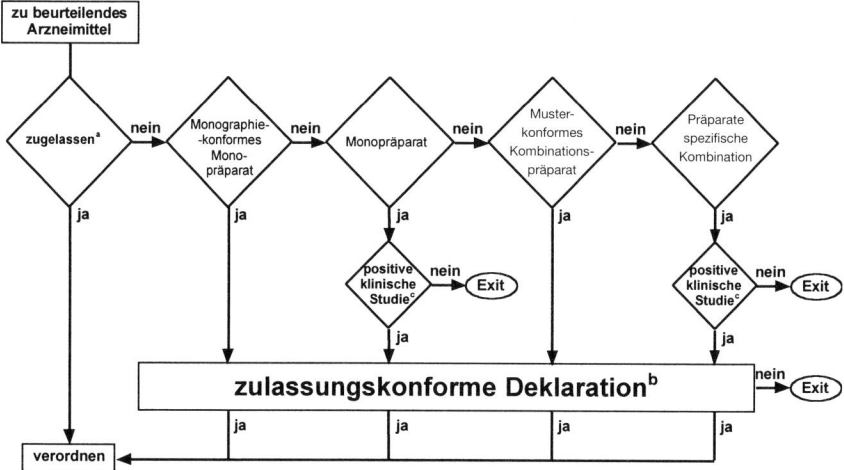

Abb. 1. Entscheidungsmatrix zur Auswahl qualitativ hochwertiger Phytopharmaka für das BAR-MER/BPI-Modellvorhaben. [a]Zugelassen: national oder in einem anderen europäischen Land auf der Basis der Richtlinie 65/65/EWG. [b]Eine korrekte Deklaration muß folgende Angaben enthalten: genaue Bezeichnung des Extraktes, Menge des Extraktes, Art und Konzentration des Extraktionsmittels, Verhältnis von Droge zu nativem Extrakt (DEV) in der natürlichen Spannbreite, Art und Konzentration des Extraktionsmittels, Indikationsfeld und empfohlene Tagesdosis. [c]Studien, die von einer Zulassungsbehörde eines EU-Mitgliedstaates/Schweiz positiv evaluiert wurden.

Präparate zur Selbstmedikation sollen möglichst nach den gleichen Kriterien ausgewählt werden wie verordnungsfähige Präparate. D.h., auch für diese Gruppe wird empfohlen, möglichst Präparate auszuwählen, die monographiekonform sind, sich im Nachzulassungsverfahren befinden, dem aktuellen Wissensstand entsprechen oder bereits zugelassen sind.

Es befindet sich immer noch eine große Zahl von Phytopharmaka am Markt, für die zwar eine Nachzulassung beantragt wurde, für die das Nachzulassungsverfahren jedoch noch nicht abgeschlossen ist. Im speziellen Teil des Berichtes werden die Kriterien aufgezeigt, nach denen solche Präparate bewertet werden. Dadurch soll verhindert werden, daß diese Präparate ungerechtfertigt gegenüber den (bereits) zugelassenen Präparaten diskriminiert werden.

Für Präparate, die eine Nachzulassung beantragt haben, sind bestimmte Deklarationsrichtlinien zu beachten. Diese sollten bereits vor Erteilung der Nachzulassung realisiert sein, so daß die entsprechenden Präparate an einer «korrekten» Deklaration erkannt werden können.

Deklarationsregeln

Nach den für diesen Modellversuch vereinbarten Kriterien (siehe Schema) müssen Phytopharmaka in ihrer Deklaration folgende Elemente aufweisen:

Obligatorische Deklarationsangaben:
1) Art des Wirkstoffs
2) Menge des Wirkstoffs pro Einzeldosis (bei festen Arzneiformen) oder pro Packung (bei flüssigen Arzneiformen)
3) Verhältnis von Droge zu Wirkstoff (DEV)
4) Art und Konzentration des Extraktionsmittels
5) Indikation
6) Tagesdosis

Fakultativ können – von der obligatorischen Deklaration (Kerndeklaration) abgesetzt – auch wirksamkeitsmitbestimmende und/oder Leitsubstanzen angegeben werden.

Erläuterungen

zu 1): Phytopharmaka können als Wirkstoff enthalten:
Droge
Tinktur
Preßsaft
Fluidextrakt
Spissumextrakt
Trockenextrakt
und andere Extrakte.

zu 2): Beispiele wären: 200 mg Trockenextrakt pro Dragee oder 100 ml Fluidextrakt.

zu 3): Hier wird ein Verhältnis angegeben, wobei der Zähler des Bruches immer der Droge, der Nenner immer dem «Wirkstoff» (in der Regel: Extrakt) zugeordnet ist.
Wird die Droge als Wirkstoff eingesetzt, kann natürlich kein DEV deklariert werden.
Bei Tinkturen wird laut Arzneibuch nicht ein DEV, sondern das Verhältnis Droge zu Auszugsmittel deklariert. Dieses Verhältnis ist in der Regel 1 : 5 oder 1 : 10. Dies sollte deklariert sein.
Bei Fluidextrakten ist das Verhältnis von Droge zu Wirkstoff (Extrakt) in der Regel 1 : 1.

Bei Trockenextrakten (TE) muß das Verhältnis von Droge zu nativem Extrakt (DEV) in der natürlichen Spannbreite angegeben werden oder in Ausnahmen (beispielsweise für Extrakte, die ätherische Komponenten enthalten) das aktuelle Verhältnis von Droge zu Extraktzubereitung.

zu 4): Die Angabe des Extraktionsmittel in Art und Konzentration ist essentiell.

zu 5): Die Indikation muß mit der entsprechenden Aufbereitungsmonographie der Kommission E für die jeweilige Droge übereinstimmen bzw. dem aktuellen Wissensstand entsprechen. Ausnahmen sind nur dann zulässig, wenn präparatespezifisch eine weitergehende Indikation auf der Basis klinischer Daten vergeben wurde. Auf solche Fälle wird im Bericht hingewiesen und es wird die entsprechende Zusammensetzung genannt.

zu 6): Es muß eine «wirksame» Tagesdosis deklariert sein. Diese ergibt sich aus der Einzeldosis multipliziert mit der Einnahmehäufigkeit. Kompliziert wird die Beurteilung dieser wichtigen Angabe dadurch, daß sich die Referenzgröße, die in der jeweiligen Monographie der Kommission E angegeben ist, auf die Droge bezieht. Es müssen also aus der deklarierten Extraktmenge die entsprechenden Drogenäquivalente errechnet werden. Dies ist durch Multiplikation der Extraktmenge mit dem unter 3) angegebenen Verhältnis von Droge zu Extrakt möglich.

Beispiele:

Deklariertes DEV:	4–6,7 : 1
Empfohlene Tagesdosis:	500 mg Extrakt

Da gemäß DEV 4–6,7 g Droge 1 g Trockenextrakt entsprechen, errechnen sich die Drogenäquivalente zu 2–3,35g.

Deklariertes DEV:	8–12 : 1
Empfohlene Tagesdosis:	800 mg Extrakt

Da gemäß DEV 8–12 g Droge 1 g Trockenextrakt entsprechen, errechnen sich die Drogenäquivalente zu 6,4– 9,6 g.

Spezieller Teil

- ## Hypnotika/Sedativa (49.A.1)

  ### Baldrianwurzel-Präparate

Es werden drei verschiedene Präparatetypen empfohlen:

- a) Trockenextrakt-Präparate
- b) Fluidextrakt-Präparate
- c) Baldrian-Tinktur

Trockenextrakt-Präparate

1)	Deklaration:	
	Trockenextrakt aus Baldrianwurzel oder	
	Fluidextrakt aus Baldrianwurzel oder Baldrian-Tinktur	
2)	DEV z.B.:	
	a)	6–7,4 : 1
	b)	4–6,7 : 1
	c)	3–6 : 1
	d)	4–6,7 : 1
	e)	3–7 : 1
3)	Auszugsmittel mit Konzentrationsangabe:	
	a)	Ethanol 70%
	b)	Ethanol 35%
	c)	Methanol 45%
	d)	Ethanol 70%
	e)	Ethanol 70%
4)	Indikationen:	
	Unruhezustände, nervös bedingte Einschlafstörungen	
5)	Menge Trockenextrakt pro Tag:	
	a)	≥ 900 mg
	b) und d)	≥ 1100 mg
	c)	≥ 1300 mg
	e)	≥ 1200 mg
6)	Sinnvolle Darreichungsformen:	
	Dragee, Filmtablette, Brausetablette, Kapsel	

Erläuterungen

zu 2): Die Angabe des DEV (in einer definierten Spannbreite) ist für die Beurteilung des Wirkstoffs unentbehrlich.

zu 3): Es sollten nur alkoholische Extrakte zur Anwendung kommen. Daher ist die Angabe des Extraktionsmittels (Art und Konzentration) essentiell.

zu 5): Als wirksame Tagesdosis gelten 4–6 g Drogenäquivalente. Je nach DEV müssen für die einzelnen Präparate Extraktmengen zwischen 0,9 und 1,3 g eingenommen werden.

Fluidextrakt-Präparate

1) Deklaration:
   Fluidextrakt aus Baldrianwurzel
2) Verhältnis von Droge zu Flüssigextrakt:
   1 : 1
3) Auszugsmittel:
   Ethanol-Wasser
4) Indikationen:
   Unruhezustände, nervös bedingte Einschlafstörungen
5) Menge Fluidextrakt pro Tag:
   ≥ 3 ml
6) Sinnvolle Darreichungsformen:
   Lösung

Baldrian-Tinktur

1) Deklaration:
   Baldrianwurzel-Tinktur
2) Verhältnis von Droge zu Auszugsmittel:
   1 : 5
3) Auszugsmittel:
   Ethanol-Wasser
4) Indikationen:
   Unruhezustände, nervös bedingte Einschlafstörungen
5) Menge Tinktur pro Tag:
   1–3 ml[1]
6) Sinnvolle Darreichungsformen:
   Lösung

[1] Gemäß Aufbereitungsmonographie.

- ## Hypnotika/Sedativa (49.A.2)

  ## Kombinationen

  Fixe Kombination Baldrianwurzel + Hopfenzapfen
  Fixe Kombination Baldrianwurzel + Hopfenzapfen + Melissenblätter
  Fixe Kombination Baldrianwurzel + Hopfenzapfen + Passionsblumenkraut
  Fixe Kombination Baldrianwurzel + Melissenblätter
  Fixe Kombination Baldrianwurzel + Passionsblume + Melissenblätter

  Deklaration:
  Für jede Komponente sollte das DEV sowie Art und Konzentration des Extraktionsmittels angegeben werden.

  ## Zusammenfassung

  Monographiekonforme, dem aktuellen Wissensstand entsprechende bzw. zugelassene Baldrian-Präparate sind als Monopräparate und in Kombination mit Hopfen, Melisse oder Passionsblume im Handel.
  Die große Mehrzahl der Monopräparate und alle Kombinationen enthalten als Wirkstoffe Trockenextrakte (TE). Diese müssen durch ein Drogen-Extrakt-Verhältnis (DEV) in einer natürlichen Spannbreite und durch die verwendeten Extraktionsmittel (Art und Konzentration) charakterisiert sein.
  Als wirksame Tagesdosis gelten 4–6 g Drogenäquivalente. Dies entspricht etwa 0,9–1,3 g der gängigen Extrakte. Bei Kombinationsarzneimitteln können auch geringere Tagesdosen der einzelnen Kombinationspartner möglich sein. Baldrian-Monopräparate kommen auch als Lösung (Tinktur) und Fluidextrakte vor. Bei Lösungen beträgt das Verhältnis von Droge zu Extrakt 1 : 5, bei Fluidextrakten 1 : 1. Als wirksame Tagesdosen gelten für Tinkturen 1–3 ml, für Fluidextrakte etwa 3 ml.

• Antidepressiva (71.A.1.1)

Johanniskraut-Präparate

Es werden nur Trockenextrakt-Präparate empfohlen:

1)	Deklaration:	
	Trockenextrakt aus Johanniskraut	
2)	DEV z.B.:	
	a)	6–7 : 1
	b)	4,2–6,5 : 1
	c)	5–7 : 1
	d)	3,5–6 : 1
	e)	4,5–6,7 : 1
	f)	2,5–5 : 1
	g)	5–8 : 1
	h)	4–7 : 1
3)	Auszugsmittel mit Konzentrationsangabe:	
	a) bis f)	Ethanol 60%
	g)	Ethanol 50%
	h)	Methanol 80%
4)	Indikationen:	
	(Psychovegetative Störungen, depressive Verstimmungszustände, Angst und/oder nervöse Unruhe)* Leichte vorübergehende depressive Störungen	
5)	Menge Trockenextrakt pro Tag:	
	a)	≥ 460 mg
	b)	≥ 560 mg
	c)	≥ 500 mg
	d)	≥ 630 mg
	e)	≥ 540 mg
	f)	≥ 800 mg
	g)	≥ 460 mg
	h)	≥ 545 mg
6)	Sinnvolle Darreichungsformen:	
	Kapsel, Dragee, Tablette	

*Indikationsbeschreibung der Kommission E. Wird heute vom BfArM nicht mehr für zugelassene Präparate übernommen.

Erläuterungen

zu 2): Die Angabe des DEV (in einer definierten Spannbreite) ist für die Beurteilung des Wirkstoffs unentbehrlich.

zu 3): Es sollten nur alkoholische Extrakte (Ethanol: 50–80%; Methanol: 80%) zur Anwendung kommen. Daher ist die Angabe des Extraktionsmittels (Art und Konzentration) essentiell.

zu 4): Die monographiekonforme Indikation lautet «Psychovegetative Störungen, depressive Verstimmungszustände, Angst und/oder nervöse Unruhe». Die zugelassene Indikation lautet zur Zeit: «Leichte vorübergehende depressive Störungen».

Präparate, die eine darüber hinausgehende Indikation aufweisen, müssen diese durch eigene Daten belegen.

zu 5): Als wirksame Tagesdosis gelten 2–4 g Drogenäquivalente. Je nach DEV müssen für die einzelnen Präparate Extraktmengen (mindestens) zwischen 460 und 800 mg eingenommen werden.

Hinweis

Die Deklaration von «Hypericin-Standard-Konzentrationen» entspricht nicht den Regeln für zugelassene Präparate. Eine Hypericin-Deklaration suggeriert eine herausragende Bedeutung dieses Inhaltsstoffes für die Wirksamkeit. Obwohl Hypericin sicherlich als «wirksamkeitsmitbestimmende» Komponente von Johanniskraut-Extrakten anzusehen ist, weisen neuere Daten eindeutig zusätzliche Moleküle als Wirkstoffe aus (z.B. Hyperforin). Eine «Optimierung» des Extraktes auf hohe Hypericin-Konzentrationen könnte daher suboptimale Konzentrationen möglicher anderer Wirkstoffe zur Folge haben. Aus diesem Grund hat das BfArM die Angabe von Hypericin-Konzentrationen in der Kerndeklaration untersagt.

Seit kurzer Zeit können wirksamkeitsmitbestimmende Substanzen auf der Packung deklariert werden. Diese Information muß aber abgesetzt von der offiziellen Deklaration erfolgen!

Zusammenfassung

Monographiekonforme, dem aktuellen Wissensstand entsprechende bzw. zugelassene Hypericum-Präparate sind ausschließlich als Monopräparate im Handel.

Alle diese Präparate enthalten als Wirkstoff einen Trockenextrakt (TE), der durch Extraktion mit Ethanol oder Methanol hergestellt wird. Der TE muß durch ein Drogen-Extrakt-Verhältnis (DEV) in einer natürlichen Spannbreite und durch das verwendete Extraktionsmittel (Art und Konzentration) charakterisiert sein.

Als wirksame Tagesdosis gelten $\geq$ 2 g Drogenäquivalente. Dies entspricht etwa 500–800 mg der gängigen Extrakte.

Nach heutigem Wissen enthalten Hypericum-Extrakte mehrere Wirkkomponenten, die in unterschiedlichem Maß zur dokumentierten Wirksamkeit beitragen. Die Angabe einer «Standard-Hypericin-Konzentration» innerhalb der Kerndeklaration suggeriert einen überproportionalen Beitrag dieser Komponente zur Wirksamkeit des Extraktes. Aus diesem Grund hat die Zulassungsbehörde die Angabe von Hypericin-Konzentrationen in der Kerndeklaration untersagt.

Eine von der Kerndeklaration abgesetzte Angabe der Hypericinkonzentration zu Standardisierungszwecken ist dagegen zulässig.

Präparatespezifische Indikationsausweitung

Derzeit sind Präparate zugelassen, für die präparatespezifisch die Indikation erweitert wurde. Diese Indikation lautet:

«Leichte bis mittelschwere vorübergehende depressive Störungen (depressive Episoden)»

Präparate, die diese Indikation deklarieren, müssen eine Zulassungsnummer aufweisen.

• Antidementiva/Nootropika (11.A.1.1)

Ginkgo-biloba-Präparate

Es werden nur Trockenextrakt-Präparate empfohlen:

1)	Deklaration:
1)	Trockenextrakt aus Ginkgo-biloba-Blättern
2)	DEV:
	35–67 : 1 (standardisiert auf: 22–27% Flavonoidglykoside und 5–7% Terpenlactone, davon 2,8–3,4% Ginkgolide A, B, C sowie 2,6–3,2% Bilobalid. Es sind weniger als 5 ppm Ginkgolsäuren enthalten)
3)	Auszugsmittel mit Konzentrationsangabe:
	Aceton 60%
4)	Indikationen:
	a) Symptomatische Behandlung von hirnorganisch bedingten Leistungsstörungen im Rahmen eines therapeutischen Gesamtkonzeptes bei dementiellem Syndrom mit der Leitsymptomatik: Gedächtnisstörungen, Konzentrationsstörungen, depressive Verstimmungen, Schwindel, Ohrensausen, Kopfschmerzen. Zur primären Zielgruppe gehören Patienten mit dementiellem Syndrom bei primär degenerativer Demenz, vaskulärer Demenz sowie Mischformen. Hinweis: Bevor die Behandlung mit Ginkgo-Extrakt begonnen wird, sollte geklärt werden, ob die Krankheitssymptome nicht auf einer spezifisch zu behandelnden Grunderkrankung beruhen
	b) Verlängerung der schmerzfreien Gehstrecke bei peripherer arterieller Verschluß-krankheit bei Stadium II nach FONTAINE (Claudicatio intermittens) im Rahmen physikalisch-therapeutischer Maßnahmen, insbesondere Gehtraining
	c) Schwindel, Tinnitus vaskulärer oder involutiver Genese
5)	Menge Trockenextrakt pro Tag:
	a) 120–240 mg
	b) und c) 120–160 mg
6)	Sinnvolle Darreichungsformen:
	Filmtablette, Lösung, Kapsel, Dragee

Erläuterungen

zu 2): Derzeit sind nur Extrakte mit einem DEV von 35–67 : 1 monographiekonform. Hierbei handelt es sich um Spezialextrakte, die durch bestimmte Herstellungsverfahren für Ginkgoflavonoidglykoside und für Terpenlactone ange-
reichert wurden. Derartige Extrakte sind auf einen Gehalt von 22–27% Flavonoidglykoside und 5–7% Terpenlactone, davon 2,8–3,4% Ginkgolide A, B,
C sowie 2,6–3,2% Bilobalid standardisiert. Ferner sind weniger als 5 ppm
Ginkgolsäuren enthalten. Diese Zusatzinformation sollte deklariert sein!

zu 3): Derzeit sollten nur Extrakte zur Anwendung kommen, die durch Extraktion
mit Aceton 60% hergestellt wurden.

Zusammenfassung

Monographiekonforme, dem aktuellen Wissensstand entsprechende bzw. zugelassene Ginkgo-Präparate sind ausschließlich als Monopräparate im Handel.

Alle diese Präparate enthalten als Wirkstoff einen Trockenextrakt (TE), der durch Extraktion mit Aceton 60% hergestellt wird und der ein Drogen-Extrakt-Verhältnis (DEV) von 35–67 : 1 aufweist. Derartige Extrakte sind auf einen Gehalt von 22–27% Flavonoidglykoside und 5–7% Terpenlactone, davon 2,8–3,4% Ginkgolide A, B, C sowie 2,6–3,2% Bilobalid standardisiert. Ferner sind weniger als 5 ppm Ginkgolsäuren enthalten. Diese Zusatzinformation sollte deklariert sein!

Als wirksame Tagesdosis sollten etwa 120–240 mg des Extraktes verabreicht werden.

Anxiolytika (71.A.2.1)

Kava-Kava-Extrakt-Präparate

Es werden nur Trockenextrakt-Präparate empfohlen.

1)	Deklaration:	
	Trockenextrakt aus Kava-Kava-Rhizom	
2)	DEV z.B.:	
	a)	12,5–20 : 1
	b)	11,5–21,5 : 1
	c)	9–13 : 1
	d)	13–20 : 1
	e)	11–20 : 1
	(alle standardisiert auf x mg Kava-Pyrone oder Kava-Lactone)	
3)	Auszugsmittel mit Konzentrationsangabe:	
	a) bis d)	Ethanol 96%
	e)	Aceton 75% und 90%
4)	Indikationen:	
	Nervöse Angst-, Spannungs- und Unruhezustände	
5)	Menge Kava-Pyrone pro Tag:	
	60–120 mg	
6)	Sinnvolle Darreichungsformen:	
	Kapsel, Filmtablette, Dragee, Tablette	

Erläuterungen

zu 2): Die Angabe des DEV (in einer definierten Spannbreite) ist für die Beurteilung des Wirkstoffs unentbehrlich.

zu 3): Es sollten nur Extrakte zur Anwendung kommen, die mit Ethanol 96%, Aceton 75% oder Aceton 90% hergestellt werden. Daher ist die Angabe des Extraktionsmittels (Art und Konzentration) essentiell.

zu 5): Bei Kava-Kava-Extrakten geht man davon aus, daß die Kava-Pyrone bzw. Kava-Lactone die wirksamkeitsbestimmenden Inhaltsstoffe darstellen. Aus diesem Grund sollten Trockenextrakt-Präparate pro Darreichungsform eine definierte Kava-Pyron-Menge und eine (in definierten Grenzen) variable Menge an Trockenextrakt enthalten (z.B. 63,3 –115,7 mg TE pro Dragee, entspricht 45 mg Kava-Pyrone).

Zusammenfassung

Monographiekonforme, dem aktuellen Wissensstand entsprechende bzw. zugelassene Kava-Kava-Präparate sind ausschließlich als Monopräparate im Handel.

Alle diese Präparate enthalten als Wirkstoff einen Trockenextrakt (TE), der durch Extraktion mit Ethanol 96%, Aceton 75% oder Aceton 90% hergestellt wird. Der TE muß durch ein Drogen-Extrakt-Verhältnis (DEV) in einer natürlichen Spannbreite und durch das verwendete Extraktionsmittel (Art und Konzentration) charakterisiert sein.

Da als wirksamkeitsbestimmende Komponenten die Kava-Pyrone angesehen werden, sollten Präparate auf diese Stoffklasse normiert sein. Dieser Wert sollte deklariert sein. Gleichzeitig wird der Extrakt in einer bestimmten Spanne angegeben (Beispiel: 63,3–115,7 mg TE pro Dragee, entspricht 45 mg Kava-Pyrone).

Als wirksame Tagesdosis gelten 60–120 mg Kava-Pyrone.

• Kardiaka (53.2.A.1)

Weißdorn-Präparate

Es werden zwei verschiedene Präparatetypen empfohlen:

a)   Trockenextrakt-Präparate
b)   Fluidextrakt-Präparate

1)	Deklaration: Trockenextrakt aus Weißdornblättern mit Blüten oder Fluidextrakt aus Weißdornblätter und Blüten	
2)	DEV z.B.:	
	a)	4–6,6 : 1
	b)	4–7 : 1
	c)	1 : 1 (Fluidextrakt)
3)	Auszugsmittel mit Konzentrationsangabe:	
	a) und b)	Ethanol 45% oder Methanol 70%
	c)	Ethanol 45%
4)	Indikationen: Nachlassende Leistungsfähigkeit des Herzens entsprechend Stadium II nach NYHA.	
5)	Menge Trockenextrakt pro Tag: Präparatespezifisch 160–900 mg	
6)	Sinnvolle Darreichungsformen: Filmtablette, Lösung, Dragee, Kapsel	

Erläuterungen

zu 1): Nur die Droge «Weißdornblätter mit Blüten» ist positiv monographiert. Daher werden derzeit nur Trockenextrakte aus dieser Droge empfohlen.

zu 2): Die Angabe des DEV (in einer definierten Spannbreite) ist für die Beurteilung des Wirkstoffs unentbehrlich. Der Fluidextrakt wird mit Ethanol 70% nach DAB hergestellt. Dieser Fluidextrakt enthält 0,25–0,50% Flavonoide (berechnet als Hyperosid). Der Gehalt ist in diesem Fall zu deklarieren. Gemäß Monographie sind Einzel- und Tagesdosis zu belegen.

zu 3): Wird ein Trockenextrakt-Präparat verordnet, sollte der Extrakt durch Extraktion mit Ethanol 45% oder Methanol 70% hergestellt worden sein. Daher ist die Angabe des Extraktionsmittels (Art und Konzentration) essentiell.

zu 1), 2) und 3): Auf der Basis des umfassenden Erkenntnismaterials hat die Kommission E einen ganz bestimmten Extrakt positiv monographiert, der aus Weißdornblättern mit Blüten durch Extraktion mit Ethanol 45% oder Methanol 70% bei einem DEV von 4–7 : 1 bzw. 4–6,6 : 1 hergestellt wurde. Nur

Pflanzliche Arzneimittel

diese Extrakte sind monographiekonform, und alle anderen Extrakte (auch der Fluidextrakt) werden in Relation zu diesem Extrakt beurteilt. Die weithin verbreitete Praxis, Standardkonzentrationen von Flavonoiden und oligomeren Procyanidinen in der Kerndeklaration anzugeben, ist derzeit nicht zulässig. Allerdings können diese Werte abgesetzt von der Kerndeklaration angegeben werden.

zu 5): Tagesdosis sollte präparatespezifisch 160–900 mg Trockenextrakt betragen.

Zusammenfassung

Monographiekonforme, dem aktuellen Wissensstand entsprechende bzw. zugelassene Weißdorn-Präparate sind ausschließlich als Monopräparate im Handel.

Die große Mehrzahl dieser Präparate enthalten als Wirkstoff einen Trockenextrakt (TE), der durch Extraktion mit Ethanol 45% oder Methanol 70% hergestellt wird. Der TE muß durch ein Drogen-Extrakt-Verhältnis (DEV) in einer natürlichen Spannbreite und durch das verwendete Extraktionsmittel (Art und Konzentration) charakterisiert sein. Einige wenige zugelassene Präparate enthalten einen Fluidextrakt mit einem Verhältnis Droge zu Extrakt von 1 : 1. Dieser Fluidextrakt wurde mit Ethanol 70% hergestellt.

Obwohl Flavonoide und oligomere Procyanidine als relevante, wirksamkeitsmitbestimmende Komponenten gelten, dürfen sie in der Kerndeklaration nicht angegeben werden. Die Konzentrationen können aber abgesetzt von der Kerndeklaration angezeigt werden. Eine Ausnahme bilden die Fluidextrakt-Präparate, bei denen die Konzentration an Flavonoiden angegeben sein muß.

Als wirksame Tagesdosis sollten präparatespezifisch 160–900 mg TE verordnet werden.

• Antitussiva/Expektorantia (24)

Generelle Bemerkungen

Die Expertenkommission hat entsprechende Drogen gesichtet und Fertigarznei-
mittelgruppen charakterisiert. Diese werden für die Verordnung für Kinder unter 18
Jahren und für die Anwendung bei Erwachsenen empfohlen.
Es wird auf § 34, Abs. 1, SGB V hingewiesen. Danach ist die Verordnung von
Arzneimitteln folgender Anwendungsgebiete bei Versicherten, die das 18. Lebens-
jahr vollendet haben, ausgeschlossen:
«Arzneimittel zur Anwendung bei Erkältungskrankheiten und grippalen Infekten
einschließlich der bei diesen Krankheiten anzuwendenden Schnupfenmittel,
Schmerzmittel, hustendämpfenden und hustenlösenden Mittel.»
Dieser Ausschluß der Verordnungsfähigkeit bei Erwachsenen gilt nicht bei anderen
Indikationen, wie z.B. chronischen Bronchitiden oder COPD (chronisch obstruk-
tive pulmonale Erkrankung).

Übergeordnete Empfehlungen:

* Pfefferminzöl wird nicht für den Bereich «Atemwege» empfohlen. Dies gilt
  insbesondere für die Pädiatrie.
* Ätherische-Öl-Präparate sind bei Säuglingen kontraindiziert.
* Bezüglich der Dosierung bei Kindern und Jugendlichen wird auf die Neuauf-
  lage des Buches «Kinderdosierungen von Phytopharmaka» von Dorsch et al.
  verwiesen. Die Expertenkommission schließt sich den dort gegebenen Dosie-
  rungsempfehlungen an.

- ## Expektorantia (Sekretolytika/Broncholytika) (24.2.A.1)

  ## Efeublätter-Präparate

Es werden zwei verschiedene Präparatetypen empfohlen:

a) Trockenextrakt-Präparate
b) Fluidextrakt-Präparate

1)	Deklaration:	
	Trockenextrakt aus Efeublättern oder Efeublätter-Fluidextrakt	
2)	DEV z.B.:	
	a)	3,7–4,7 : 1
	b)	5–7,5 : 1
	c)	3–6 : 1
	d)	6–7 : 1
	e)	4–8 : 1
	f)	1 : 1 (Fluid- bzw. Spissumextrakt)
	g)	1 : 10 (Fluidextrakt)
3)	Auszugsmittel mit Konzentrationsangabe:	
	a) und c)	Ethanol 60%
	b) und e)	Ethanol 30%
	d)	Ethanol 40%
	f)	Ethanol 65% oder 46%
	g)	Ethanol 45%
4)	Indikationen:	
	Katarrhe der Luftwege, symptomatische Behandlung chronisch-entzündlicher Bronchialerkrankungen	
5)	Menge Efeu-Trockenextrakt pro Tag:	
	a)	≥ 70 mg
	b)	≥ 50 mg
	c)	≥ 65 mg
	d)	≥ 45 mg
	e)	≥ 50 mg
	f)	≥ 300 mg
	g)	≥ 300 mg
6)	Sinnvolle Darreichungsformen:	
	Filmtablette, Tablette, Brausetablette, Saft, Tropfen, Zäpfchen	

Erläuterungen

zu 2): Die Angabe des DEV (in einer definierten Spannbreite) ist für die Beurteilung des Wirkstoffs unentbehrlich.

zu 3): Es sollten nur alkoholische Extrakte zur Anwendung kommen. Daher ist die Angabe des Extraktionsmittels (Art und Konzentration) essentiell.

zu 5): Als wirksame Tagesdosis gelten 0,3 g Drogenäquivalente. Je nach DEV müssen für die einzelnen Präparate Extraktmengen zwischen 45 und 70 mg Trockenextrakt eingenommen werden. Vom Fluidextrakt (1 : 1) müssen 300 mg, vom Fluidextrakt (1 : 10) müssen 3 g eingenommen werden. Die Dosisangaben beziehen sich auf Zubereitungen, die Alkohol enthalten. Es liegen Erkenntnisse vor, nach denen alkoholfreie Zubereitungen (z.B. Säfte oder Tropfen) um den Faktor 3 höher dosiert werden müssen, um eine mit den alkoholhaltigen Zubereitungen vergleichbare Wirksamkeit zu erhalten! Dosisangaben der Hersteller sind somit präparatespezifisch zu überprüfen und gegebenenfalls anzupassen.

Zusammenfassung

Monographiekonforme, dem aktuellen Wissensstand entsprechende bzw. zugelassene Efeu-Extrakt-Präparate enthalten alkoholische Extrakte. Die Angabe des Drogen-Extrakt-Verhältnisses (DEV) in einer natürlichen Spannbreite und des verwendeten Extraktionsmittels (Art und Konzentration) ist für die Beurteilung des Präparates zwingend notwendig.

Es sind derzeit alkoholfreie sowie alkoholhaltige Präparate am Markt. Alkoholfreie Zubereitungen sollten dreifach höher dosiert werden als alkoholhaltige Zubereitungen.

Eukalyptusöl-Präparate

1)	Deklaration:	
	Eukalyptusöl	
2)	DEV:	
	Entfällt	
3)	Auszugsmittel mit Konzentrationsangabe:	
	Entfällt	
4)	Indikationen:	
	Erkältungskrankheiten der Atemwege mit zähflüssigem Schleim	
5)	Menge Eukalyptusöl pro Tag:	
	≥ 400 mg	
6)	Sinnvolle Darreichungsformen:	
	Magensaftresistente Kapsel, magensaftresistentes Dragee	

Erläuterungen

zu 4) und 5): Von einer oralen Anwendung bei Kindern wird abgeraten.

zu 6): Es sollten nur magensaftresistente Darreichungsformen (Kapseln, Dragees) eingesetzt werden, da es sonst zu Magenirritationen kommen kann.

Zusammenfassung

Monographiekonforme, dem aktuellen Wissensstand entsprechende bzw. zugelassene Eukalyptusöl-Präparate sind ausschließlich magensaftresistente Arzneiformen.
Die wirksame Tagesdosis beträgt etwa 400 mg Eucalyptusöl.
Bei Kindern sollten keine oralen Darreichungsformen von Eukalyptusöl-Präparaten eingesetzt werden. Bei Säuglingen unter 2 Jahren sind Ätherische-Öl-Präparate generell kontraindiziert.

Fenchelöl-Präparate

1)	Deklaration:	
	Fenchelöl	
2)	DEV:	
	Entfällt	
3)	Auszugsmittel mit Konzentrationsangabe:	
	Entfällt	
4)	Indikationen:	
	Erkältungskrankheiten der Atemwege mit zähflüssigem Schleim	
5)	Menge Fenchelöl pro Tag:	
	0,1–0,6 mg	
	Fenchelhonig mit 0,5 g Fenchelöl/kg: 10–20 g	
6)	Sinnvolle Darreichungsformen:	
	Sirup	

Zusammenfassung

Fenchelöl-Präparate in der Darreichungsform Sirup (Monopräparate) werden positiv bewertet. Auch kann Fenchelöl zur Inhalation eingesetzt werden.

Eukalyptusöl-Präparate

Thymiankraut-Präparate

Es können drei verschiedene Präparatetypen empfohlen werden:

a) Trockenextrakt-Präparate
b) Fluidextrakt-Präparate
c) Thymianöl-Präparate

Trockenextrakt-Präparate

1)	Deklaration:	
	Trockenextrakt aus Thymiankraut	
2)	DEV z.B.:	
	a)	8–12 : 1
	b)	6–10 : 1
3)	Auszugsmittel mit Konzentrationsangabe:	
	a)	Ethanol 96%
	b)	Ethanol 70%
4)	Indikationen:	
	Katarrhe der oberen Luftwege, Symptome der Bronchitis	
5)	Menge Trockenextrakt pro Tag:	
	a)	≥ 1000 mg
	b)	≥ 1250 mg
6)	Sinnvolle Darreichungsformen:	
	Pastille, Lutschtablette, Filmtablette	

Erläuterungen

zu 2): Die Angabe des DEV (in einer definierten Spannbreite) ist für die Beurteilung des Wirkstoffs unentbehrlich.

zu 5): Als wirksame Tagesdosis gelten 10 g Drogenäquivalente. Für die beschriebenen Extrakte bedeutet dies eine Dosierung von etwa 1000 mg bis 1250 mg.

Fluidextrakt-Präparate

1)	Deklaration:
	Thymianfluidextrakt-DAB
2)	DEV:
	Entfällt
3)	Auszugsmittel mit Konzentrationsangabe:
	Entfällt
4)	Indikationen:
	Katarrhe der oberen Luftwege, Symptome der Bronchitis
5)	Menge Fluidextrakt pro Tag:
	1–2 g mehrmals täglich
6)	Sinnvolle Darreichungsformen:
	Lösung, Saft, Tropfen

Pflanzliche Arzneimittel

Erläuterungen

zu 2) und 3): Der Thymianfluidextrakt wird nach einer speziellen Vorschrift aus dem gültigen Arzneibuch hergestellt. Daher sind die Angaben eines DEV und des Extraktionsmittels entbehrlich.

Thymianöl-Präparate

1)	Deklaration:	
	Thymianöl	
2)	DEV:	
	Entfällt	
3)	Auszugsmittel mit Konzentrationsangabe:	
	Entfällt	
4)	Indikationen:	
	Katarrhe der oberen Luftwege, Symptome der Bronchitis	

Zusammenfassung

Monographiekonforme, dem aktuellen Wissensstand entsprechende bzw. zugelassene Thymian-Präparate liegen als Trockenextrakt-Präparate, als Fluidextrakt-Präparate oder als Thymianöl-Präparate vor. Thymianöl wird für Bäder verwendet, die Extrakt-Präparate sind zur inneren Anwendung bestimmt.

Die Indikation «Pertussis» ist nur für Erwachsene und nur im Stadium decrementi, nicht jedoch im Stadium convulsivum geeignet.

Bei Säuglingen unter 2 Jahren sind Ätherische-Öl-Präparate generell kontraindiziert.

Thymiankraut-Präparate

• Antitussiva (Mucilaginosa) (24.1.A.1)

Isländisches-Moos-Präparate

Es werden nur Trockenextrakt-Präparate empfohlen:

1)	Deklaration:	
	Wässeriger Auszug aus Isländischem Moos	
2)	DEV:	
	2–4 : 1	
3)	Auszugsmittel:	
	Wasser	
4)	Indikationen:	
	Reizhusten, Heiserkeit, Bronchialkatarrh, unterstützend bei Bronchialasthma, bei Austrocknung der Schleimhäute, bei sportlichen Aktivitäten	
5)	Menge Trockenextrakt pro Tag:	
	≥ 1,5 g	
6)	Sinnvolle Darreichungsformen:	
	Lutschpastille	

Erläuterungen

zu 2): Die Angabe des DEV (in einer definierten Spannbreite) ist für die Beurteilung des Wirkstoffs unentbehrlich.

zu 3): Es sollten nur wässerige Extrakte zur Anwendung kommen.

zu 5): Als wirksame Tagesdosis wird ein Drogenäquivalent von 4–6 g Droge empfohlen. Das entspricht mindestens 1,5 g Extrakt. Bei einem Präparat mit 100 mg Extrakt sollten pro Tag mindestens 15 Pastillen gelutscht werden.

Zusammenfassung

Monographiekonforme, dem aktuellen Wissensstand entsprechende bzw. zugelassene Präparate enthalten einen wässerigen Trockenextrakt.

- **Antitussiva/Expektorantia**

Bemerkungen zu Kombinationen

Aufgrund synergistischer und komplementärer Wirkungen sind Kombinationen bei Antitussiva und Expektorantia oft sinnvoll. Es können auch fixe Kombinationen eingesetzt werden. Zur Gewährleistung einer konstanten Qualität sollten jedoch nicht mehr als 3–5 Kombinationspartner enthalten sein. Die Kombinationspartner müssen in einer Menge enthalten sein, die bezogen auf die Einzelpartner rechnerisch eine Wirksamkeit erwarten lassen.

Anhand pharmakologisch relevanter Inhaltsstoffe lassen sich die verschiedenen Drogen in drei Gruppen zusammenfassen und sich hieraus entsprechende Indikationen ableiten:

- Ätherische-Öl-Drogen (Thymiankraut/-öl, Fenchelfrüchte/-öl, Anisfrüchte/-öl, Fichtennadelöl, Kiefernnadelöl, Latschenkiefernöl, Pfefferminzblätter/-öl, Terpentinöl, Salbeiblätter/-öl, Kajeputöl).
- Schleimdrogen (Isländisches Moos, Eibischwurzel/-blätter/-blüten, Malvenblätter/-blüten, Wollblume, Spitzwegerichkraut, Bockshornsamen, Huflattichblätter/-blüten).
- Saponindrogen (Efeublätter, Schlüsselblumenwurzel, Senegawurzel, Gemeines Seifenkraut, Weiße Seifenwurzel, Stiefmütterchenkraut, Seifenrinde).

Phytopharmaka bei trockenem Husten

Bei dieser Indikation können Schleimdrogen mit ätherischen Ölen kombiniert werden. Entsprechende pflanzliche Zubereitungen sind Alternativen zu chemisch definierten Präparaten der Selbstmedikation wie Dextrometorphan, Clobutinol, Pentoxyverin, Dropropizin und Noscpain.

Phytopharmaka bei feuchtem (produktivem) Husten

Bei dieser Indikation können sekretolytisch wirkende pflanzliche Drogen (ätherische Öle) und mukolytisch wirkende pflanzliche Drogen (Saponindrogen) als Einzeldrogen oder in einer fixen Kombination eingesetzt werden.

Fixe Kombinationen von Sekretolytika und Schleimdrogen sind hier nicht sinnvoll. Diese beiden Drogentypen können jedoch frei kombiniert werden. Dabei sollte tagsüber zur Schleimlösung ein Sekretolytikum und abends zur Unterdrückung des Hustens ein Muzilaginosum eingesetzt werden.

Phytopharmaka bei Erkrankungen der unteren Atemwege

Bei einer Tracheitis, Tracheobronchitis und Bronchitis sind sekretolytisch (ätherische Öle) und mukolytisch (Saponindrogen) wirkende Phytopharmaka ähnlich zu bewerten wie chemisch definierte Substanzen, d.h. als Adjuvanzien zur Sekretolyse und Schleimverflüssigung.

Pflanzliche Arzneimittel

● Rhinologika/Sinusitismittel (72.1.A.2)

Zusammenfassung

Zur Behandlung einer unkomplizierten Sinusitis kommen pflanzliche Drogen in Frage, welche die Entzündung hemmen und die Drainage und Ventilation der Nasennebenhöhlen verbessern.

Präparatespezifische Indikationsausweitung

Derzeit sind Präparate zugelassen, für die präparatespezifisch die Indikation lautet:

«Akute und chronische Entzündungen der Nasennebenhöhlen»

Diese Präparate enthalten folgende Drogen bzw. einen alkoholisch-wässerigen Auszug (59% Ethanol) aus folgenden Drogen (jeweils pro Darreichungsform):

* Radix Gentianae   6–12 mg
* Flores Primulae cum calybtibu   18–36 mg
* Herba Rumicis   18–36 mg
* Flores Sambuci   18–36 mg
* Herba Vebenae   18–36 mg

Präparate, die die genannte Indikation deklarieren, müssen eine Zulassungsnummer tragen.

• Mund- und Rachentherapeutika (63.1.A.1)

Salbeiblätter-Präparate

1)	Deklaration:	
	Auszug aus Salbeiblättern	
2)	DEV z.B.:	
	a)	1 : 3,5–5
	b)	1 : 4–5
	c)	1 : 6,66
	d)	1 : 2,5–3
3)	Auszugsmittel mit Konzentrationsangabe:	
	a)	Ethanol 31,5%
	b)	Ethanol 50%
	c)	Ethanol 65%
	d)	Ethanol 22%
4)	Indikationen:	
	Zur Spülung bei Entzündungen der Mund- und Rachenschleimhaut	
5)	Menge Salbeiblätter-Auszug pro Tag:	
	Mit 5 g alkoholischem Auszug auf ein Glas Wasser mehrmals täglich spülen	
6)	Sinnvolle Darreichungsformen:	
	Tropfen	

Zusammenfassung

Monographiekonforme, dem aktuellen Wissensstand entsprechende bzw. zugelassene Präparate enthalten ethanolische Auszüge aus Salbeiblättern.

5 g des Extraktes werden mit einem Glas Wasser verdünnt. Mit dieser Verdünnung wird mehrmals täglich gespült.

Es wird darauf hingewiesen, daß Mund- und Rachentherapeutika, ausgenommen bei Pilzinfektionen, gemäß § 34 Abs. 1 SGB V für Versicherte, die das 18. Lebensjahr vollendet haben, von der GKV-Verordnung ausgeschlossen sind, zur Anwendung bei Erwachsenen aber durchaus empfohlen werden können.

• Immuntherapeutika (Immunstimulanzien) (51.1.A.1)

Echinaceakraut-Preßsaft-Präparate

1)	Deklaration: Frischpflanzenpreßsaft aus Echinacea purpureae herba oder Preßsaft aus frischem blühenden Purpursonnenhutkraut oder getrockneter Preßsaft aus frischem blühenden Purpursonnenhutkraut (im Falle von Capsetten und Tabletten)
2)	Verhältnis von Frischpflanze zu Preßsaft: (1,5–2,5 : 1) (1,7–2,5 : 1) (Verhältnis von Frischpflanze zu Trockenpreßsaft) 31,5–53,6 : 1 (für getrockneten Preßsaft)
3)	Auszugsmittel mit Konzentrationsangabe: Entfällt
4)	Indikationen: Unterstützende Behandlung rezidivierender Infekte im Bereich der Atemwege und der ableitenden Harnwege
5)	Menge Preßsaft pro Tag: ≥ 6 ml ($\approx 7,5$ ml der Darreichungsform!) 256,5–354 mg (für getrockneten Preßsaft)
6)	Sinnvolle Darreichungsformen: Lösung, Capsette, Tablette, Saft

Erläuterungen

zu 2): Die Angabe des DEV ist in diesem Fall entbehrlich. Es handelt sich um Preßsäfte, die aus Frischpflanzen hergestellt und anschließend mit einem Zusatz von 20% Ethanol stabilisiert werden. Daher enthalten alle flüssigen Darreichungsformen nur 80% Preßsaft!
Allerdings sollte bei Trockenpreßsäften ein Verhältnis von Frischpflanze zu Trockenpreßsaft angegeben werden (z.B. 31,5–53,6 : 1).

zu 5): Als wirksame Tagesdosis wird 6–9 ml Preßsaft empfohlen. Da alle flüssigen Darreichungsformen maximal 80% Preßsaft enthalten, muß die Tagesdosis der flüssigen Darreichungsform entsprechend höher dosiert werden. Für Trockenpreßsaft-Präparate gelten 256,5–354 mg als wirksame Tagesdosis.

Zusammenfassung

Monographiekonforme, dem aktuellen Wissensstand entsprechende bzw. zugelassene Präparate enthalten Preßsäfte, die aus der Frischpflanze hergestellt werden. Dem Preßsaft werden dann zur Stabilisierung 20% Ethanol zugesetzt. Daher enthalten alle Echinacea-Preßsaft-Präparate 20% Ethanol.

6–9 ml Preßsaft werden als wirksame Tagesdosis angesehen. Dies entspricht 7,5–11,25 ml des Preßsaft-Präparates. Für Trockenpreßsaft-Präparate gelten etwa 300 mg als wirksame Tagesdosis.

Die Anwendungsdauer ist zu begrenzen.

Echinaceawurzel-Extrakt-Präparate

Es werden zwei verschiedene Präparatetypen empfohlen:

a) Trockenextrakt-Präparate
b) Echinaceawurzel-Tinktur

1)	Deklaration:	
	Trockenextrakt aus Echinacea pallidae radix oder Tinktur	
2)	DEV z.B.:	
	a)	5–7 : 1
	b)	4–7 : 1
	c)	6,1–7.2 : 1
	d)	7–11 : 1
	e)	1 : 5
	f)	1 : 6,66
3)	Auszugsmittel mit Konzentrationsangabe:	
	a), b) und d)	Ethanol 50%
	c)	Ethanol 30%
4)	Indikationen:	
	Zur unterstützenden Therapie grippeartiger Infekte	
5)	Menge Extrakt pro Tag:	
	a)	≥ 0,15 g Extrakt
	b)	≥ 0,165 g Extrakt
	c)	≥ 0,135 g Extrakt
	d)	≥ 0,1 g Extrakt
	e)	≥ 4,5 g Extrakt
	f)	≥ 6 g Extrakt
6)	Sinnvolle Darreichungsformen:	
	Tropfen, Tablette	

Erläuterungen

zu 2): Die Angabe des DEV (in einer definierten Spannbreite) ist für die Beurteilung des Wirkstoffs unentbehrlich. Neben Trockenextrakten können auch Tinkturen 1 : 5 eingesetzt werden.

zu 3): Es sollten nur Extrakte zur Anwendung kommen, die mit 50% Ethanol hergestellt wurden.

zu 5): Als wirksame Tagesdosis wird ein Drogenäquivalent von 900 mg Droge empfohlen. Für die verschiedenen Extraktformen entspricht dies den Angaben im Kasten.

Zusammenfassung

Monographiekonforme, dem aktuellen Wissensstand entsprechende bzw. zugelassene Präparate enthalten Trockenextrakte oder Tinkturen aus Sonnenhutwurzel. Die Angabe des Drogen-Extrakt-Verhältnisses (DEV) in einer natürlichen Spannbreite und des verwendeten Extraktionsmittels (Art und Konzentration) ist für die Beurteilung des Präparates zwingend notwendig.
Eine wirksame Dosis entspricht 900 mg Drogenäquivalenten. Für die Trockenextrakt-Präparate entspricht dies etwa 100–170 mg Trockenextrakt. Tinkturen müssen von 4,5 bis 6 g dosiert werden
Die Anwendungsdauer ist zu begrenzen.

Präparatespezifische Zulassung

Derzeit sind Präparate in EU-Mitgliedsstaaten nach der Richtlinie 65/65/EWG zugelassen, für die präparatespezifisch die Indikation lautet:

- Zur Steigerung der körpereigenen Abwehr
- Therapie von Atemwegsinfekten
- Begleittherapie zu einer Antibiotika-Behandlung
- Infektanfälligkeit aufgrund einer temporären Abwehrschwäche
- Fieberbläschen (Herpes simplex).

Diese Präparate enthalten einen Extrakt (1 : 11, Auszugsmittel Ethanol 30%) aus folgender Drogenmischung:

- Herba Thujae occid.   4 mg
- Radix Echinaceae (purp./pallid 1 + 1)   15 mg
- Radix Baptisiae tinct.   20 mg

Sinnvolle Darreichungsformen: Tabletten und Lösung.

- ## **Magen-Darm-Mittel (motilitätsbeeinflussende Mittel) (60.5.A.1)**

  ### **Pfefferminzöl-Präparate**

1)	Deklaration: Pfefferminzöl
2)	DEV: Entfällt
3)	Auszugsmittel mit Konzentrationsangabe: Entfällt
4)	Indikationen: Behandlung der Beschwerden beim Reizdarm, die sich in Bauchschmerzen, Blähungen, Völlegefühl, Verstopfung oder Durchfall äußern.
5)	Menge Pfefferminzöl pro Tag: ≥ 0,6 ml (etwa 540 mg)
6)	Sinnvolle Darreichungsformen: Magensaftresistente Kapsel, magensaftresistentes Dragee

Erläuterungen

zu 6): Es sollten nur magensaftresistente Darreichungsformen (Kapseln, Dragees) eingesetzt werden, da es sonst zu Magenirritationen kommen kann.

Zusammenfassung

Monographiekonforme, dem aktuellen Wissensstand entsprechende bzw. zugelassene Pfefferminzöl-Präparate sind ausschließlich magensaftresistente Arzneiformen.

Die wirksame Tagesdosis beträgt etwa 0,6 ml (etwa 540 mg) Pfefferminzöl.

- ## Magen-Darm-Mittel (Antidiarrhoika) (60.8.3.A.1)

Tormentillwurzelstock-Präparate

Es werden nur Trockenextrakt-Präparate empfohlen:

1)	Deklaration: Tormentillwurzelstock-Trockenextrakt
2)	DEV z.B.: 3,5–4,5 : 1
3)	Auszugsmittel mit Konzentrationsangabe: Ethanol 60%
4)	Indikationen: Unspezifische, akute Durchfallerkrankungen
5)	Menge Trockenextrakt pro Tag: ≥ 1000 mg
6)	Sinnvolle Darreichungsformen: Kapsel

Erläuterungen

zu 2): Die Angabe des DEV (in einer definierten Spannbreite) ist für die Beurteilung des Wirkstoffs unentbehrlich.

zu 3): Das Extraktionsmittel (Art und Konzentration) muß deklariert sein.

zu 5): Als wirksame Tagesdosis wird ein Drogenäquivalent von 4–6 g Droge empfohlen. Für das angegebene Beispiel beträgt die wirksame Tagesdosis etwa 1000 mg Trockenextrakt.

Zusammenfassung

Monographiekonforme, dem aktuellen Wissensstand entsprechende bzw. zugelassene Tormentillwurzelstock-Präparate werden durch Extraktion mit Ethanol hergestellt. Der Wirkstoff ist ein Trockenextrakt, der durch die Angabe des Drogen-Extrakt-Verhältnisses (DEV) in einer natürlichen Spannbreite und durch das verwendete Extraktionsmittel (Art und Konzentration) charakterisiert sein sollte, da sonst eine Beurteilung des Präparates nicht möglich ist.

Die wirksame Tagesdosis beträgt etwa 1000 mg.

• Magen-Darm-Mittel (60.5.A.2)

Präparatespezifische Indikationsausweitung

Derzeit sind Präparate nach der Richtlinie 65/65/EWG zugelassen, für die präparatespezifisch die Indikation lautet:

«Funktionelle und motilitätsbedingte Magen-Darm-Störungen, Gastritis, Magen- und Darmspasmen, Ulcus ventriculi et duodeni»

Dieses Präparat enthält:
- Frischpflanzenauszug aus
  Bittere Schleifenblume   1 : 2   Ethanol 50%
- Drogen aus Angelikawurzel   1 : 3   Ethanol 30%
- Drogenauszug aus Kamillenblüten   1 : 3   Ethanol 30%
- Drogenauszug aus Kümmel   1 : 3   Ethanol 30%
- Drogenauszug aus Mariendistelfrüchten   1 : 3   Ethanol 30%
- Drogenauszug aus Melissenblättern   1 : 3   Ethanol 30%
- Drogenauszug aus Pfefferminzblättern   1 : 3   Ethanol 30%
- Drogenauszug aus Schöllkraut   1 : 3   Ethanol 30%
- Drogenauszug aus Süßholzwurzel   1 : 3   Ethanol 30%

- ## **Cholagoga/Gallenwegstherapeutika (29.A.1.1)**

Artischockenblätter-Präparate

Es werden zwei verschiedene Präparatetypen empfohlen:

a) Trockenextrakt-Präparate aus getrockneter Droge
b) Trockenextrakt-Präparate aus der frischen Arzneipflanze

Trockenextrakt-Präparate aus getrockneter Droge

1)	Deklaration: Artischockenblätter-Trockenextrakt	
2)	DEV z.B.:	
	a)	5,8–7,5 : 1
	b)	3,8–5,5 : 1
3)	Auszugsmittel mit Konzentrationsangabe:	
	a) und b)	Wasser
4)	Indikationen: Verdauungsbeschwerden (dyspeptische Beschwerden)	
5)	Menge Trockenextrakt pro Tag:	
	a)	≥ 900 mg
	b)	≥ 1300 mg
6)	Sinnvolle Darreichungsformen: Dragee, Kapsel	

Erläuterungen

zu 2): Die Angabe des DEV (in einer definierten Spannbreite) ist für die Beurteilung des Wirkstoffs unentbehrlich.

zu 3): Zur Anwendung kommen nur Extrakte, die durch Extraktion mit Wasser hergestellt wurden. Daher ist die Angabe des Extraktionsmittels essentiell.

zu 5): Als wirksame Tagesdosis gelten 6 g Drogenäquivalente. Je nach DEV müssen daher 900 bis 1300 mg Trockenextrakt eingenommen werden.

Trockenextrakt-Präparate aus frischer Arzneipflanze

1)	Deklaration:	
	Trockenextrakt aus frischen Artischockenblättern	
2)	FEV(Frischpflanze/Extrakt-Verhältnis) z.B.:	
	a)	25–35 : 1
	b)	28–35 : 1
3)	Auszugsmittel mit Konzentrationsangabe:	
	Wasser	
4)	Indikationen:	
	Verdauungsbeschwerden (dyspeptische Beschwerden)	
5)	Menge Trockenextrakt pro Tag:	
	≥ 1000 mg (unter der Annahme, daß 6 g Droge etwa 30 g Frischpflanze entsprechen)	
6)	Sinnvolle Darreichungsformen:	
	Dragee	

Erläuterungen

zu 2): Die Angabe des DEV (in einer definierten Spannbreite) ist für die Beurteilung des Wirkstoffs unentbehrlich.

zu 3): Zur Anwendung kommen nur Extrakte, die durch Extraktion mit Wasser hergestellt wurden. Daher ist die Angabe des Extraktionsmittels essentiell.

zu 5): Als wirksame Tagesdosis gelten 6 g Drogenäquivalente. Man kann davon ausgehen, daß 6 g Droge etwa 30 g Frischpflanzen entsprechen. Für das aufgeführte Beispiel mit einem FEV von 25–35 : 1 müssen daher etwa 1000 mg Trockenextrakt eingenommen werden.

Zusammenfassung

Monographiekonforme, dem aktuellen Wissensstand entsprechende bzw. zugelassene Artischockenblätter-Präparate werden entweder aus der Droge oder aus der Frischpflanze durch Extraktion mit Wasser hergestellt. Der Wirkstoff ist ein Trockenextrakt, der durch die Angabe des Drogen-Extrakt-Verhältnisses (DEV) in einer natürlichen Spannbreite und durch das verwendete Extraktionsmittel (Wasser) charakterisiert sein sollte, da sonst eine Beurteilung des Präparates nicht möglich ist.

Die wirksame Tagesdosis beträgt je nach Extrakt 900–1300 mg (Trockenextrakte aus Droge) bzw. 1000 mg (Trockenextrakt aus Frischpflanze).

Artischockenblätter-Präparate

• Lebertherapeutika (48.A.1)

Mariendistelfrüchte-Präparate

Es werden nur Trockenextrakt-Präparate empfohlen:

1)	Deklaration:	
	Trockenextrakt aus Mariendistelfrüchten	
2)	DEV z.B.:	
	a)	50–66 : 1
	b)	50–70 : 1
	c)	20–33,1 : 1
	d)	40–70 : 1
	e)	25–35 : 1
	f)	36–44 : 1
	g)	60–70 : 1
	h)	40–60 : 1
3)	Auszugsmittel mit Konzentrationsangabe:	
	a) bis e)	Aceton
	f)	Ethylacetat $\geq$ 96,7%
	g)	Ethanol 96%
	h)	Petrolether, Aceton, Methanol 5 :15 : 8
4)	Indikationen:	
	Zur unterstützenden Behandlung bei chronisch-entzündlichen Lebererkrankungen, Leberzirrhose und toxischen Leberschäden	
5)	Menge Silymarin pro Tag:	
	$\geq$ 200–420 mg	
6)	Sinnvolle Darreichungsformen:	
	Dragee, Kapsel, Brausegranulat, Filmtablette, Granulat	

Erläuterungen

zu 2): Die Angabe des DEV (in einer definierten Spannbreite) ist für die Beurteilung des Wirkstoffs unentbehrlich.

zu 3): Es sollten nur lipophile Extrakte zur Anwendung kommen. Daher ist die Angabe des Extraktionsmittels (Art und Konzentration, außer bei Aceton) essentiell.

zu 5): Bei Mariendistelfrüchten geht man davon aus, daß die Silymarin-Fraktion die wirksamkeitsbestimmende Stoffklasse darstellt. Sie kann – berechnet als Silibinin – quantifiziert werden. Aus diesem Grund sollten Trockenextrakt-Präparate aus Mariendistelfrüchten pro Darreichungsform eine definierte Silymarinmenge und eine (in definierten Grenzen) variable Menge an Trockenextrakt enthalten (z.B. 173–186,7 mg TE pro Dragee, entspricht 140 mg Silymarin, berechnet als Silibinin).

Zusammenfassung

Monographiekonforme, dem aktuellen Wissensstand entsprechende bzw. zugelassene Mariendistelfrüchte-Präparate sind ausschließlich als Monopräparate im Handel.

Die große Mehrzahl dieser Präparate enthält als Wirkstoff einen Trockenextrakt (TE), der durch Extraktion mit lipophilen Lösungsmitteln (Ethanol ≥ 96%, Aceton, Mischungen aus Petrolether, Aceton, Methanol) hergestellt wurde. Der TE muß durch ein Drogen-Extrakt-Verhältnis (DEV) in einer natürlichen Spannbreite und durch das verwendete Extraktionsmittel (Art und Konzentration, Ausnahme: Aceton) charakterisiert sein.

Als wirksamkeitsmitbestimmende Komponenten gelten die Silymarin-Isomere, die als Silibinin berechnet werden. Die Präparate sollten daher auf Silymarin normiert sein. Der Silymaringehalt pro Einzeldosis sollte deklariert sein. Als wirksame Tagesdosis gelten 200–420 mg Silymarin.

• Urologika (82.2.A.1.1)

Birkenblätter-Präparate

Es werden zwei verschiedene Präparatetypen empfohlen:

a) Trockenextrakt-Präparate
b) Tees

Trockenextrakt-Präparate

1)	Deklaration: Trockenextrakt aus Birkenblättern	
2)	DEV z.B.:	
	a)	4–7 : 1
	b)	4–8 : 1
	c)	5,5–6 : 1
3)	Auszugsmittel mit Konzentrationsangabe:	
	a) und b)	Wasser
	c)	Ethanol 20%
4)	Indikationen: Zur Anwendung bei Patienten nach Harnsteinzertrümmerung, zur Rezidivprophylaxe bei Harnsteinbildung und zur unterstützenden Therapie bei leichten Harnweginfektionen	
5)	Menge Trockenextrakt pro Tag: ≥ 1500 mg	
6)	Sinnvolle Darreichungsformen: Brausetablette, Dragee	

Erläuterungen

zu 2): Die Angabe des DEV (in einer definierten Spannbreite) ist für die Beurteilung des Wirkstoffs unentbehrlich.

zu 3): Es sollten nur Extrakte zur Anwendung kommen, die durch Extraktion mit Wasser oder Ethanol 20% hergestellt wurden. Daher ist die Angabe des Extraktionsmittels (Art und Konzentration) essentiell.

zu 4): Die Indikation weicht teilweise von der der Kommission E ab.

zu 5): Als wirksame Tagesdosis gelten 6–10 g Drogenäquivalente. Es sollten daher mehr als 1500 mg Trockenextrakt eingesetzt werden. Wichtig ist der Hinweis, daß viel getrunken werden soll. Daher sind Brausetabletten bevorzugt zu empfehlen.

Teezubereitungen

Die Expertenkommission empfiehlt bevorzugt Teezubereitungen aus Birkenblättern. Hierzu übergießt man 2 Eßlöffel mittelfeingeschnittene Droge mit 1 Tasse heißen Wassers, läßt 10 min ziehen und seiht ab. Pro Tag sollten mehrere Tassen einer solchen Teezubereitung getrunken werden.

Es können auch Kombinationen aus Birkenblättern, Goldrutenkraut, Sandelholz und/oder Orthosiphonblättern eingesetzt werden. Die Kombinationspartner müssen in einer Menge enthalten sein, die jeweils 30–50% der empfohlenen Einzeldosis entspricht.

Zusammenfassung

Birkenblätter-Präparate werden empfohlen:

- zur Anwendung bei Patienten nach Harnsteinzertrümmerung,
- zur Rezidivprophylaxe bei Harnsteinbildung,
- zur unterstützenden Therapie bei leichten Harnweginfektionen.

Bevorzugt sollten Tees eingesetzt werden. Hierzu übergießt man 2 Eßlöffel mittelfeingeschnittene Droge mit 1 Tasse heißen Wassers, läßt 10 min ziehen und seiht ab. Pro Tag sollten mehrere Tassen einer solchen Teezubereitung getrunken werden. Es können auch Kombinationen aus Birkenblättern, Goldrutenkraut, Sandelholz und/oder Orthosiphonblättern eingesetzt werden. Die Kombinationspartner müssen in einer Menge enthalten sein, die jeweils 30–50% der empfohlenen Einzeldosis entspricht.

Als Fertigarzneimittel sollten Trockenextrakt-Präparate verwendet werden, die mit Wasser oder mit Ethanol 20% hergestellt wurden. Empfehlenswert sind besonders Brausetabletten, da hier eine ausreichende Flüssigkeitsaufnahme gewährleistet ist. Werden Dragees verwendet, müssen diese unbedingt mit viel Flüssigkeit eingenommen werden.

Orthosiphonblätter-Präparate

Es werden zwei verschiedene Präparatetypen empfohlen:

a) Trockenextrakt-Präparate
b) Tees

Trockenextrakt-Präparate

1)	Deklaration:	
	Trockenextrakt aus Orthosiphonblättern	
2)	DEV z.B.:	
	8–12 : 1	
3)	Auszugsmittel mit Konzentrationsangabe:	
	Ethanol 60%	
4)	Indikationen:	
	Zur Anwendung bei Patienten nach Harnsteinzertrümmerung, zur Rezidivprophylaxe bei Harnsteinbildung und zur unterstützenden Therapie bei leichten Harnweginfektionen	
5)	Menge Trockenextrakt pro Tag:	
	≥ 1200 mg	
6)	Sinnvolle Darreichungsformen:	
	Dragee	

Erläuterungen

zu 2): Die Angabe des DEV (in einer definierten Spannbreite) ist für die Beurteilung des Wirkstoffs unentbehrlich.

zu 3): Es sollten nur ethanolische Extrakte zur Anwendung kommen. Die Angabe des Extraktionsmittels (Art und Konzentration) ist essentiell.

zu 4): Die Indikation weicht teilweise von der der Kommission E ab.

zu 5): Als wirksame Tagesdosis gelten 10–15 g Drogenäquivalente. Es sollten mehr als 1000 mg Trockenextrakt eingesetzt werden. Wichtig ist der Hinweis, daß viel getrunken werden soll.

Teezubereitungen

Die Expertenkommission empfiehlt bevorzugt Teezubereitungen aus Orthosiphonblättern. Hierzu übergießt man 3 Teelöffel feingeschnittene Droge mit 1 Tasse kochenden Wassers, läßt 15 min abgedeckt ziehen und seiht ab. Pro Tag sollten mehrere Tassen einer solchen Teezubereitung getrunken werden.

Es können auch Kombinationen aus Birkenblättern, Goldrutenkraut, Sandelholz und/oder Orthosiphonblättern eingesetzt werden. Die Kombinationspartner müssen in einer Menge enthalten sein, die jeweils 30–50% der empfohlenen Einzeldosis entspricht.

Zusammenfassung

Orthosiphonblätter-Präparate werden empfohlen:

- zur Anwendung bei Patienten nach Harnsteinzertrümmerung,
- zur Rezidivprophylaxe bei Harnsteinbildung,
- zur unterstützenden Therapie bei leichten Harnweginfektionen.

Bevorzugt sollten Tees eingesetzt werden. Hierzu übergießt man 3 Teelöffel feingeschnittene Droge mit 1 Tasse kochenden Wassers, läßt 15 min abgedeckt ziehen und seiht ab. Pro Tag sollten mehrere Tassen einer solchen Teezubereitung getrunken werden. Es können auch Kombinationen aus Birkenblättern, Goldrutenkraut, Sandelholz und/oder Orthosiphonblättern eingesetzt werden. Die Kombinationspartner müssen in einer Menge enthalten sein, die jeweils 30–50% der empfohlenen Einzeldosis entspricht.
Als Fertigarzneimittel sollten Trockenextrakt-Präparate verwendet werden, die mit Ethanol als Auszugsmittel hergestellt wurden. Dragees müssen unbedingt mit viel Flüssigkeit eingenommen werden.

Goldrutenkraut-Präparate

Es werden drei verschiedene Präparatetypen empfohlen:

a) Trockenextrakt-Präparate
b) Fluidextrakt-Präparate
c) Tees

Trockenextrakt-Präparate

1)	Deklaration:	
	Trockenextrakt aus Goldrutenkraut	
2)	DEV z.B.:	
	a)	5,0–7,1 : 1
	b)	5,0–6,1 : 1
	c)	5,0–7 : 1
3)	Auszugsmittel mit Konzentrationsangabe:	
	a)	Ethanol 30%
	b)	Ethanol 50%
	c)	Ethanol 60%

4)	Indikationen:
	Zur Anwendung bei Patienten nach Harnsteinzertrümmerung, zur Rezidivprophylaxe bei Harnsteinbildung und zur unterstützenden Therapie bei leichten Harnweginfektionen
5)	Menge Trockenextrakt pro Tag:
	≥ 1600 mg
6)	Sinnvolle Darreichungsformen:
	Dragee, Kapsel, Tablette, Tropfen

Erläuterungen

zu 2): Die Angabe des DEV (in einer definierten Spannbreite) ist für die Beurteilung des Wirkstoffs unentbehrlich.

zu 3): Es sollten nur ethanolische Extrakte zur Anwendung kommen. Die Angabe des Extraktionsmittels (Art und Konzentration) ist essentiell.

zu 4): Die Indikation weicht teilweise von der der Kommission E ab.

zu 5): Als wirksame Tagesdosis gelten 6–12 g Drogenäquivalente. Es sollten daher mehr als 1600 mg Trockenextrakt eingesetzt werden. Wichtig ist der Hinweis, daß viel getrunken werden soll.

Fluidextrakt-Präparate

1)	Deklaration:
	Fluidextrakt oder ethanolisch-wässeriger Auszug aus Goldrutenkraut
2)	Droge-Extrakt-Verhältnis:
	1 : 1
3)	Auszugsmittel mit Konzentrationsangabe:
	Ethanol-Wasser
4)	Indikationen:
	Zur Anwendung bei Patienten nach Harnsteinzertrümmerung, zur Rezidivprophylaxe bei Harnsteinbildung und zur unterstützenden Therapie bei leichten Harnweginfektionen
5)	Menge Fluidextrakt pro Tag:
	≥ 10 ml
6)	Sinnvolle Darreichungsformen:
	Lösung

Erläuterungen

zu 2): Bei Fluidextrakten ist das Verhältnis von Droge zu Extrakt immer 1 : 1.

zu 4): Die Indikation weicht teilweise von der der Kommission E ab.

zu 5): Als Tagesdosis sollten mehr als 10 ml Fluidextrakt mit ausreichend viel Flüssigkeit getrunken werden soll.

Pflanzliche Arzneimittel

Teezubereitungen

Die Expertenkommission empfiehlt bevorzugt Teezubereitungen aus Goldrutenkraut. Hierzu übergießt man 2 Teelöffel feingeschnittene Droge mit 1 Tasse heißen Wassers, läßt 10 min abgedeckt ziehen und seiht ab. Pro Tag sollten mehrere Tassen einer solchen Teezubereitung getrunken werden.

Es können auch Kombinationen aus Birkenblättern, Goldrutenkraut, Sandelholz und/oder Orthosiphonblättern eingesetzt werden. Die Kombinationspartner müssen in einer Menge enthalten sein, die jeweils 30–50% der empfohlenen Einzeldosis entspricht.

Zusammenfassung

Goldrutenkraut-Präparate werden empfohlen:

- zur Anwendung bei Patienten nach Harnsteinzertrümmerung
- zur Rezidivprophylaxe bei Harnsteinbildung
- zur unterstützenden Therapie bei leichten Harnweginfektionen

Bevorzugt sollten Tees eingesetzt werden. Hierzu übergießt man 2 Teelöffel feingeschnittene Droge mit 1 Tasse heißen Wassers, läßt 10 min abgedeckt ziehen und seiht ab. Pro Tag sollten mehrere Tassen einer solchen Teezubereitung getrunken werden. Es können auch Kombinationen aus Birkenblättern, Goldrutenkraut, Sandelholz und/oder Orthosiphonblättern eingesetzt werden. Die Kombinationspartner müssen in einer Menge enthalten sein, die jeweils 30–50% der empfohlenen Einzeldosis entspricht.

Als Fertigarzneimittel sollten Trockenextrakt-Präparate oder Fluidextrakt-Präparate verwendet werden, die mit Ethanol als Auszugsmittel hergestellt wurden. Dragees, Kapseln, Tabletten und Tropfen müssen unbedingt mit viel Flüssigkeit eingenommen werden.

• Gynäkologika (2.A.1)

Keuschlammfrüchte-Präparate

Es werden zwei verschiedene Präparatetypen empfohlen:

a) Trockenextrakt-Präparate
b) Keuschlammfrüchte-Tinktur

Trockenextrakt-Präparate

1)	Deklaration:	
	Trockenextrakt aus Keuschlammfrüchten	
	Syn. Trockenextrakt aus Mönchspfefferfrüchten	
	Syn. Trockenextrakt aus Agni casti fructus	
2)	DEV z.B.:	
	a)	9,58–11,5 : 1
	b)	10–16 : 1
	c)	6,7–12,5 : 1
	d)	8,3–12,5 : 1
	e)	15,0–18,5 : 1
	f)	15 –19 : 1
3)	Auszugsmittel mit Konzentrationsangabe:	
	a) und b)	Ethanol 60%
	c) und d)	Ethanol 70%
	e)	Ethanol 50%
	f)	Ethanol 58%
4)	Indikationen:	
	Regeltempoanomalien, prämenstruelle Beschwerden, Mastodynie	
5)	Menge Trockenextrakt pro Tag:	
	a)	$\geq 3,3$ mg
	b)	$\geq 2,7$ mg
	c)	$\geq 3,7$ mg
	d)	$\geq 3,4$ mg
	e) und f)	$\geq 2,1$ mg
6)	Sinnvolle Darreichungsformen:	
	Filmtablette, Tropfen, Kapsel	

Erläuterungen

zu 2): Die Angabe des DEV (in einer definierten Spannbreite) ist für die Beurteilung des Wirkstoffs unentbehrlich.

zu 3): Zur Anwendung sollen nur alkoholische Extrakte kommen. Daher ist die Angabe des Extraktionsmittels (Art und Konzentration) essentiell.

Pflanzliche Arzneimittel

zu 5): Als wirksame Tagesdosis gelten 30–40 mg Drogenäquivalente. Für die am Markt befindlichen Fertigarzneimittel entspricht dies je nach DEV etwa 2,1–3,7 mg Trockenextrakt.

Tinkturen

1)	Deklaration:	
	Tinktur aus Keuschlammfrüchten	
	Ethanolischer Auszug aus Keuschlammfrüchten	
	Syn. ethanolischer Auszug aus Agni casti fructus	
2)	DEV z.B.:	
	a)	1 : 5
	b)	1 : 10
3)	Auszugsmittel:	
	Ethanol-Wasser	
	Ethanol 68%	
4)	Indikationen:	
	Regeltempoanomalien, prämenstruelle Beschwerden, Mastodynie	
5)	Menge Tinktur pro Tag:	
	a)	$\geq$ 175 mg
	b)	$\geq$ 350 mg
6)	Sinnvolle Darreichungsformen:	
	Tropfen, Kapsel	

Erläuterungen

zu 5): Als wirksame Tagesdosis gelten 30–40 mg Drogenäquivalente. Dies entspricht 175 mg der 1 : 5 Tinktur bzw. 350 mg der 1 : 10 Tinktur.

Zusammenfassung

Monographiekonforme, dem aktuellen Wissensstand entsprechende bzw. zugelassene Keuschlammfrüchte-Präparate sind ausschließlich als Monopräparate im Handel. Die große Mehrzahl dieser Präparate enthält als Wirkstoff einen Trockenextrakt (TE), der durch Extraktion mit Ethanol (50–70%) hergestellt wird. Der TE muß durch ein Drogen-Extrakt-Verhältnis (DEV) in einer natürlichen Spannbreite und durch das verwendete Extraktionsmittel (Art und Konzentration) charakterisiert sein. Als wirksame Tagesdosis gelten 30–40 mg Drogenäquivalente. Für die am Markt befindlichen Fertigarzneimittel entspricht dies je nach DEV etwa 2,1–3,7 mg Trockenextrakt. Von den Tinkturen müssen Tagesdosen von 175 mg (1 : 5 Tinktur) bzw. 350 mg (1 : 10 Tinktur) eingenommen werden.

- ## Gynäkologika (46.7.A.1)

Cimicifugawurzelstock-Präparate

Es werden verschiedene Präparatetypen empfohlen:

a) Trockenextrakt-Präparate
b) Cimicifugawurzelstock-Tinktur

Trockenextrakt-Präparate

1)	Deklaration:	
	Trockenextrakt aus Cimicifugawurzelstock	
2)	DEV z.B.:	
	a)	4,1–6,5 : 1
	b)	4,5–8,5 : 1
	c)	7–12 : 1
3)	Auszugsmittel mit Konzentrationsangabe:	
	a) und b)	Ethanol 60%
	c)	Ethanol 50%
4)	Indikationen:	
	Zur Besserung von psychischen und neurovegetativen Beschwerden, bedingt durch die Wechseljahre.	
5)	Menge Trockenextrakt pro Tag:	
	a)	≥ 7,5 mg
	b)	≥ 6,2 mg
	c)	≥ 4,2 mg
6)	Sinnvolle Darreichungsformen:	
	Filmtablette, Tablette, Kapsel, Tropfen	

Erläuterungen

zu 2): Die Angabe des DEV (in einer definierten Spannbreite) ist für die Beurteilung des Wirkstoffs unentbehrlich.

zu 3): Es sollten nur alkoholische Extrakte zur Anwendung kommen. Daher ist die Angabe des Extraktionsmittels (Art und Konzentration) essentiell.

zu 5): Als wirksame Tagesdosis gelten 40 mg Drogenäquivalente. Für die am Markt befindlichen Fertigarzneimittel entspricht dies je nach DEV etwa 4,2–7,5 mg Trockenextrakt.

Tinkturen und Fluidextrakte

1)	Deklaration:	
	Ethanolischer Auszug aus Cimicifugawurzelstock oder	
	Isopropanolischer Auszug aus Cimicifugawurzelstock	
2)	Verhältnis von Droge zu Tinktur z.B.:	
	a)	1 : 10
	b)	1 : 5
	c)	1 : 1
3)	Auszugsmittel:	
	a)	Ethanol 69,7%
	b)	Ethanol 60%, 50% und 40%
	c)	Isopropanol 40% und Ethanol 58%
4)	Indikationen:	
	Zur Besserung von psychischen und neurovegetativen Beschwerden, bedingt durch die Wechseljahre.	
5)	Menge Trockenextrakt pro Tag:	
	a)	≥ 400 mg
	b)	≥ 200 mg
	c)	≥ 40 mg
6)	Sinnvolle Darreichungsformen:	
	Tropfen, Tablette, Dragee	

Erläuterungen

zu 5): Als wirksame Tagesdosis gelten 40 mg Drogenäquivalente. Dies entspricht 400 mg der 1 : 10 Tinktur, 200 mg der 1 : 5 Tinktur und 40 mg eines 1 : 1 Fluidextraktes.

Zusammenfassung

Dem aktuellen Wissensstand entsprechende bzw. zugelassene Cimicifugawurzelstock-Präparate sind ausschließlich als Monopräparate im Handel.

Die große Mehrzahl dieser Präparate enthält als Wirkstoff einen Trockenextrakt (TE) oder Fluidextrakt (FE), der durch Extraktion mit Ethanol (40, 50, 60 oder 69,7%) oder Isopropanol (40%) hergestellt wird. Der TE muß durch ein Drogen-Extrakt-Verhältnis (DEV) in einer natürlichen Spannbreite und durch das verwendete Extraktionsmittel (Art und Konzentration) charakterisiert sein. Bei Tinkturen (1 : 10 bzw. 1 : 5) oder Flüssigextrakten (1 : 1) muß das verwendete Extraktionsmittel (Art und Konzentration) angegeben sein. Als wirksame Tagesdosis gelten 40 mg Drogenäquivalente. Für die am Markt befindlichen Trockenextrakt-Präparate entspricht dies je nach DEV etwa 4,2–7,5 mg Trockenextrakt. Wird eine Tinktur (1 : 10 bzw. 1 : 5) oder ein Fluidextrakt (1 : 1) verwendet, müssen etwa 400 mg bzw. 200 mg Tinktur oder 40 mg Fluidextrakt eingenommen werden.

- ## Prostatamittel (82.4.A.1)

Sabalfrüchte-Präparate

Es werden nur Trockenextrakt- bzw. Extraktpräparate empfohlen.

Trockenextrakt-Präparate

1)	Deklaration:	
	Trockenextrakt bzw. Extrakt aus Sabalfrüchten	
2)	DEV z.B.:	
	a)	8–9,52 : 1
	b)	8–13 : 1
	c)	10–14,3 : 1
	d)	10–12 : 1
	e)	9–11 : 1
3)	Auszugsmittel mit Konzentrationsangabe:	
	a) bis c)	Ethanol 90%
	d) und e)	Ethanol 96%
4)	Indikationen:	
	Miktionsbeschwerden bei benigner Prostatahyperplasie Stadium I und II nach Alken oder Stadium I bis III nach Vahlensieck	
5)	Menge Trockenextrakt bzw. Extrakt pro Tag:	
	a) bis d)	≥ 320 mg
6)	Sinnvolle Darreichungsformen:	
	Kapsel, Lösung	

Erläuterungen

zu 2): Die Angabe des DEV (in einer definierten Spannbreite) ist für die Beurteilung des Wirkstoffs unentbehrlich.

zu 3): Es sollten nur Extrakte zur Anwendung kommen, die mit Ethanol ≥ 90% oder mit Hexan hergestellt wurden. Daher ist die Angabe des Extraktionsmittels (Art und Konzentration) essentiell.

zu 5): Als wirksame Tagesdosis gelten ≥ 320 mg lipophil ausgezogener Trockenextrakt bzw. Extrakt.

Präparatespezifisch zugelassene fixe Kombination aus Sabalfrüchten- und Brennesselwurzelextrakt

Derzeit sind Präparate zugelassen, die eine fixe Kombination aus Sabalfrüchten- und Brennesselwurzelextrakt enthalten.
Diese Präparate enthalten folgende Extrakte:

- 160 mg Extrakt aus Sägepalmenfrüchten (10–14,3 : 1); Auszugsmittel Ethanol 90%
- 120 mg Trockenextrakt aus Brennesselwurzeln (8,3–12,5 : 1); Auszugsmittel Ethanol 60%

Zusammenfassung

Monographiekonforme, dem aktuellen Wissensstand entsprechende bzw. zugelassene Sabalfrüchte-Präparate sind ausschließlich als Monopräparate im Handel und enthalten Trockenextrakte bzw. Extrakte, die durch Extraktion mit Ethanol ($\geq$ 90%) oder Hexan hergestellt wurden. Der TE muß durch ein Drogen-Extrakt-Verhältnis (DEV) in einer natürlichen Spannbreite und durch das verwendete Extraktionsmittel (Art und Konzentration) charakterisiert sein. Als wirksame Tagesdosis gelten $\geq$ 320 mg des Trockenextraktes.

Als einzig sinnvolle Kombination gilt derzeit eine Kombination aus Sabalfrüchte-Extrakt und Brennesselwurzel-Extrakt. Der Sabalfrüchte-Extrakt hemmt die α-Reduktase, wohingegen der Brennesselwurzel-Extrakt die Aromatase hemmt.

Brennesselwurzel-Präparate

Es werden zwei verschiedene Präparatetypen empfohlen:

a) Trockenextrakt-Präparate
b) Fluidextrakt-Präparate

Trockenextrakt-Präparate

1)	Deklaration:	
	Trockenextrakt aus Brennesselwurzel	
2)	DEV z.B.:	
	a)	7–14 : 1
	b)	7,1–14,3 : 1
	c)	5,4–6,6 : 1
	d)	7–9 : 1
	e)	6,7–8,3 : 1
	f)	12–16 : 1
	g)	15,75–19,25 : 1
	h)	17,75–19,25 : 1

3)	Auszugsmittel mit Konzentrationsangabe:	
	a) und b)	Methanol 20%
	c) und e)	Ethanol 20%
	d)	Ethanol 60%
	f)	Ethanol 70%
	g) und h)	Ethanol 80%
4)	Indikationen:	
	Miktionsbeschwerden bei benigner Prostatahyperplasie Stadium I und II nach Alken oder Stadium I bis III nach Vahlensieck	
5)	Menge Trockenextrakt pro Tag:	
	a)	≥ 500 mg Extrakt
	b)	≥ 500 mg Extrakt
	c)	≥ 1 g Extrakt
	d)	≥ 625 mg Extrakt
	e)	≥ 650 mg Extrakt
	f)	≥ 330 mg Extrakt
	g)	≥ 300 mg Extrakt
	h)	≥ 285 mg Extrakt
6)	Sinnvolle Darreichungsformen:	
	Kapsel, Filmtablette, Lösung, Dragee	

Erläuterungen

zu 2): Die Angabe des DEV (in einer definierten Spannbreite) ist für die Beurteilung des Wirkstoffs unentbehrlich.

zu 3): Es sollten nur Extrakte zur Anwendung kommen, die mit Ethanol bzw. Methanol hergestellt wurden. Daher ist die Angabe des Extraktionsmittels (Art und Konzentration) essentiell.

zu 5): Als wirksame Tagesdosis gelten 4–6 g Drogenäquivalente. Dies entspricht je nach DEV der einzelnen Fertigarzneimittel 300–1000 mg Trockenextrakt.

Fluidextrakt-Präparate

1)	Deklaration:
	Brennesselwurzel-Fluidextrakt
2)	DEV z.B.:
	1 : 1
3)	Auszugsmittel:
	Ethanol 30%
4)	Indikationen:
	Miktionsbeschwerden bei benigner Prostatahyperplasie Stadium I und II nach Alken oder Stadium I bis III nach Vahlensieck
5)	Menge Fluidextrakt pro Tag:
	≥ 5 ml
6)	Sinnvolle Darreichungsformen:
	Lösung

zu 5): Als wirksame Tagesdosis gelten 4–6 g Drogenäquivalente. Dies entspricht einer wirksamen Tagesdosis von ≥ 5 ml Fluidextrakt.

Präparatespezifisch zugelassene fixe Kombination aus Sabalfrüchten- und Brennesselwurzel-Extrakt

Derzeit sind Präparate zugelassen, die eine fixe Kombination aus Sabalfrüchten- und Brennesselwurzel-Extrakt enthalten:

Diese Präparate enthalten folgende Extrakte:

160 mg Extrakt aus Sägepalmenfrüchten (10–14,3 : 1); Auszugsmittel Ethanol 90%
120 mg Trockenextrakt aus Brennesselwurzeln (8,3–12,5 : 1); Auszugsmittel Ethanol 60%

Zusammenfassung

Monographiekonforme, dem aktuellen Wissensstand entsprechende bzw. zugelassene Brennesselwurzel-Präparate sind ausschließlich als Monopräparate im Handel, die als Wirkstoffe entweder einen Trockenextrakt oder einen Fluidextrakt enthalten. Der Trockenextrakt muß durch ein Drogen-Extrakt-Verhältnis (DEV) in einer natürlichen Spannbreite und durch das verwendete Extraktionsmittel (Art und Konzentration) charakterisiert sein. Beim Fluidextrakt entspricht ein Teil Droge einem Teil Fluidextrakt.
Als wirksame Tagesdosis gelten 4–6 g Drogenäquivalente. Dies entspricht bei den Trockenextrakten je nach DEV 300–1000 mg Trockenextrakt. Beim Fluidextrakt müssen ≥ 5 ml eingenommen werden.
Als einzig sinnvolle Kombination gilt derzeit eine Kombination aus Sabalfrüchte-Extrakt und Brennesselwurzel-Extrakt. Der Sabalfrüchte-Extrakt hemmt die α-Reduktase, wohingegen der Brennesselwurzel-Extrakt die Aromatase hemmt.

Blüten-/Gräserpollen-Präparate

Es werden nur Trockenextrakte aus Blüten- oder Gräserpollen empfohlen:

1)	Deklaration: Trockenextrakt aus Blütenpollen oder Trockenextrakt aus Gräserpollen
2)	DEV z.B.: 2–3,5 : 1
3)	Auszugsmittel mit Konzentrationsangabe: Aceton 4,8%
4)	Indikationen: Miktionsbeschwerden bei benigner Prostatahyperplasie Stadium I und II nach Alken oder Stadium I bis III nach Vahlensieck
5)	Menge Trockenextrakt pro Tag: $\geq$ 100 mg Extrakt
6)	Sinnvolle Darreichungsformen: Kapsel

Erläuterungen

zu 2): Die Angabe des DEV (in einer definierten Spannbreite) ist für die Beurteilung des Wirkstoffs unentbehrlich.

Zusammenfassung

Nach dem aktuellen Wissensstand scheinen Trockenextrakte aus Blüten- oder Gräserpollen zur Behandlung von Miktionsbeschwerden bei benigner Prostatahyperplasie wirksam zu sein. Der Trockenextrakt muß durch ein Drogen-Extrakt-Verhältnis (DEV) in einer natürlichen Spannbreite und durch das verwendete Extraktionsmittel (Art und Konzentration) charakterisiert sein.
Als wirksame Tagesdosis gelten etwa 100 mg Trockenextrakt.

- ## Venentherapeutika (83.I.A.I)

Roßkastaniensamen-Präparate

Es werden nur Trockenextrakt-Präparate empfohlen:

1)	Deklaration:	
	Trockenextrakt aus Roßkastaniensamen	
2)	DEV z.B.:	
	a)	4,5–5,5 : 1
	b)	5–8 : 1
	c)	4,5–7,1 : 1
	d)	5,3–7,7 : 1
	e)	5–7 : 1
3)	Auszugsmittel mit Konzentrationsangabe:	
	a)	Ethanol 50%
	b) und d)	Methanol 80%
	c)	Ethanol 60%
	e)	Ethanol 68%
4)	Indikationen:	
	Behandlung von Beschwerden bei Erkrankungen der Beinvenen (chronische Veneninsuffizien), z.B. Schmerzen und Schweregefühl in den Beinen, nächtliche Wadenkrämpfe, Juckreiz und Beinschwellungen	
5)	Menge Aescin pro Tag:	
	≥ 100 mg	
6)	Sinnvolle Darreichungsformen:	
	Filmtablette, Tropfen, Dragee, Kapsel	

Erläuterungen

zu 2): Die Angabe des DEV (in einer definierten Spannbreite) ist für die Beurteilung des Wirkstoffs unentbehrlich.

zu 3): Es sollten nur alkoholische Extrakte zur Anwendung kommen. Daher ist die Angabe des Extraktionsmittels (Art und Konzentration) essentiell.

zu 5): Bei Roßkastanien-Extrakten geht man davon aus, daß die Triterpenfraktion die wirksamkeitsbestimmende Stoffklasse darstellt. Sie kann als Aescin quantifiziert werden. Aus diesem Grund sollten Trockenextrakt-Präparate aus Roßkastaniensamen pro Darreichungsform eine definierte Aescin-Menge und eine (in definierten Grenzen) variable Menge an Trockenextrakt enthalten (z.B. 166–250 mg TE pro Dragee, entspricht 50 mg Triterpenglykoside, berechnet als wasserfreies Aescin).

Zusammenfassung

Monographiekonforme, dem aktuellen Wissensstand entsprechende bzw. zugelassene Roßkastaniensamen-Präparate sind ausschließlich als Monopräparate im Handel.

Die große Mehrzahl dieser Präparate enthalten als Wirkstoff einen Trockenextrakt (TE), der durch Extraktion mit Ethanol (50 oder 60%) oder Methanol 80% hergestellt wurde. Der TE muß durch ein Drogen-Extrakt-Verhältnis (DEV) in einer natürlichen Spannbreite und durch das verwendete Extraktionsmittel (Art und Konzentration) charakterisiert sein.

Als wirksamkeitsmitbestimmende Komponenten gelten die Triterpensaponine, die als Aescin berechnet werden. Die Präparate sollten daher auf Aescin normiert sein. Der Aescin-Gehalt pro Einzeldosis sollte deklariert sein. Als wirksame Tagesdosis gelten etwa 100 mg Aescin.

• Dermatika (32.16.1.1)

Nachtkerzensamenöl-Präparate

1) Deklaration:
   Nachtkerzensamenöl
2) DEV:
   Entfällt
3) Auszugsmittel mit Konzentrationsangabe:
   Entfällt
4) Indikationen:
   Zur Behandlung und zur symptomatischen Erleichterung des atopischen Ekzems (Neurodermitis), insbesondere des begleitenden Juckreizes
5) Menge Gamolensäure pro Tag:
   etwa 400 mg
6) Sinnvolle Darreichungsformen:
   Kapsel

Erläuterungen

zu 2): Ein DEV wird bei diesen Präparaten nicht angegeben. Allerdings sollten die Präparate auf die wirksamkeitsbestimmende Komponente (Gamolensäure) normiert sein. Aus diesem Grund sind pro Kapsel auch variable Mengen an Nachtkerzensamenöl enthalten.

Zusammenfassung

Monographiekonforme, dem aktuellen Wissensstand entsprechende bzw. zugelassene Nachtkerzensamenöl-Präparate sind ausschließlich als Monopräparate im Handel.

Als wirksamkeitsbestimmende Komponente gilt die Gamolensäure. Daher sollten die Präparate auf diesen Inhaltsstoff normiert sein. Das hat zur Folge, daß pro Kapsel in Grenzen variable Mengen Nachtkerzensamenöl (466–536 mg oder 932–1073 mg) enthalten sein können und entsprechend deklariert sein sollten.

Als wirksame Tagesdosis gelten etwa 400 mg Gamolensäure.

• Dermatika (32.16.2.A.2)

Weitere Wirkstoffe

Weitere wirksame Dermatika enthalten folgende Wirkstoffe:

- Extrakte aus Kamillenblüten bzw. Kombinationen aus Kamillenblüten-Extrakten mit Kamillenöl,
- Destillate aus frischen Zweigen und Blättern von *Hamamelis virginiana,*
- Extrakte aus Ringelblume,
- Extrakte aus Salbeiblättern,
- Ölige Auszüge aus Johanniskraut,
- Preßsaft aus frischem blühenden Purpursonnenhutkraut.

Zur lokalen Behandlung – d.h. zur Linderung der Beschwerden – eines Herpes labialis eignen sich Extrakt-Präparate aus *Melissa officinalis.*

- ## Analgetika/Antirheumatika (Traumatika) (05.4.A.1)

  ### Extern anzuwendende Wirkstoffe

  Extern anzuwendende Traumatika enthalten folgende Wirkstoffe:

  - Extrakte aus Arnikablüten (Arnikatinktur),
  - Extrakte aus Beinwell,
  - Pfefferminzöl,
  - Eukalyptusöl,
  - Extrakte aus Capsici fructus.

• Analgetika/Antirheumatika (05.3.A.1)

Teufelskralle-Präparate

Es werden nur Trockenextrakt-Präparate empfohlen:

1)	Deklaration:	
	Trockenextrakt aus Teufelskralle	
2)	DEV z.B.:	
	a)	2,6–3,1 : 1
	b)	4,4–5,0 : 1
	c)	1,5–2,5 : 1
3)	Auszugsmittel mit Konzentrationsangabe:	
	a)	Ethanol 30%
	b)	Ethanol 60%
	c)	Wasser
4)	Indikationen:	
	Zur unterstützenden Therapie bei Verschleißerscheinungen des Bewegungsapparates	
5)	Menge Trockenextrakt pro Tag:	
	a)	≥ 1500 mg
	b)	≥ 950 mg
	c)	≥ 2200 mg
6)	Sinnvolle Darreichungsformen:	
	Filmtablette, Kapsel	

Erläuterungen

zu 2): Die Angabe des DEV (in einer definierten Spannbreite) ist für die Beurteilung des Wirkstoffs unentbehrlich.

zu 3): Es sollten alkoholische (Ethanol: 30–60%) oder wässerige Extrakte zur Anwendung kommen. Die Angabe des Extraktionsmittels (Art und Konzentration) ist essentiell.

zu 5): Als wirksame Tagesdosis gelten 4,5 g Drogenäquivalente. Je nach DEV müssen für die einzelnen Präparate Extraktmengen zwischen 950 und 2200 mg eingenommen werden.

Zusammenfassung

Monographiekonforme, dem aktuellen Wissensstand entsprechende bzw. zugelassene Teufelskralle-Präparate sind ausschließlich als Monopräparate im Handel.

Alle diese Präparate enthalten als Wirkstoff einen Trockenextrakt (TE), der durch Extraktion mit Wasser oder Ethanol hergestellt wurde. Der TE muß durch ein Drogen-Extrakt-Verhältnis (DEV) in einer natürlichen Spannbreite und durch das verwendete Extraktionsmittel (Art und Konzentration) charakterisiert sein.

Als wirksame Tagesdosis gelten etwa 4,5 g Drogenäquivalente. Dies entspricht etwa 950 bis 1500 mg der ethanolischen Extrakte, aber 2200 mg des wässerigen Extraktes.

- # Analgetika/Antirheumatika (05.3.A.2.1)

Weidenrinde-Präparate

Es werden nur Trockenextrakt-Präparate empfohlen:

1)	Deklaration:	
	Trockenextrakt aus Weidenrinde	
2)	DEV z.B.:	
	a)	16–23 : 1
	b)	8–14 : 1
3)	Auszugsmittel:	
	a)	Ethanol 45%
	a) und b)	gereinigtes Wasser
	b)	Ethanol 70%
4)	Indikationen:	
	Fieberhafte Erkrankungen, Kopfschmerzen	
5)	Menge Trockenextrakt pro Tag:	
	Entsprechend 60–120 mg Gesamtsalicin	
6)	Sinnvolle Darreichungsformen:	
	Tablette, Kapsel, Dragee	

Erläuterungen

zu 2): Die Angabe des DEV (in einer definierten Spannbreite) ist für die Beurteilung des Wirkstoffs unentbehrlich.

zu 5): Weidenrinde-Extrakte enthalten als wirksamkeitsbestimmende Komponenten Salicin und Salicin-Derivate. Hierbei handelt es sich allerdings um Prodrugs, die erst nach Hydrolyse und Oxidation zu Salicylsäure wirksam werden. Weidenrindeextrakt-Präparate sollten auf Salicin normiert sein. Der Gehalt ist zu deklarieren. 60–120 mg Gesamtsalicin gelten als wirksame Tagesdosis, wobei x mg Gesamtsalicin etwa 0,5x Salicylsäure entsprechen.

Zusammenfassung

Monographiekonforme, dem aktuellen Wissensstand entsprechende bzw. zugelassene Weidenrinden-Präparate sind ausschließlich als Monopräparate im Handel.

Alle diese Präparate enthalten als Wirkstoff einen Trockenextrakt (TE), der durch Extraktion mit Wasser hergestellt wurde. Der TE muß durch ein Drogen-Extrakt-Verhältnis (DEV) in einer natürlichen Spannbreite und durch das verwendete Extraktionsmittel (Art und Konzentration) charakterisiert sein.

Als wirksamkeitsbestimmende Komponenten enthalten die Präparate Salicin und Salicin-Derivate. Hierbei handelt es sich allerdings um Prodrugs, die erst nach Hydrolyse und Oxidation zu Salicylsäure wirksam werden. Weidenrindeextrakt-Präparate sollten auf Salicin normiert sein. Der Gehalt ist zu deklarieren. 60–120 mg Gesamtsalicin gelten als wirksame Tagesdosis, wobei x mg Gesamtsalicin etwa 0,5x Salicylsäure entsprechen.

- ## Antiphlogistika (23.1.A.2)

Kombinationen

Kombinationen können wirksam und sinnvoll sein. Beispiel: Kombination aus alkoholischen Frischpflanzenauszügen aus Zitterpappelrinde und -blättern, Goldrutenkraut, Eschenrinde.

- ## Pflanzliche Zytostatika (86.I.A)

Mistel-Präparate

Es werden nur wässerige Auszüge zur Injektion im Sinne einer Phytotherapie empfohlen:

1)	Deklaration: Wässeriger Auszug aus Mistelkraut oder wässeriger Auszug aus unverholzten Mistelzweigen mit Blättern	
2)	DEV z.B.:	
	a)	1 : 1,1–1,5
	b)	1 : 1,3
3)	Auszugsmittel:	
	a) und b)	gereinigtes Wasser
4)	Indikationen: Zur Palliativtherapie (unterstützende Behandlung) im Sinne einer unspezifischen Reiztherapie bei malignen Tumoren	
5)	Dosierung nach Vorschrift	
6)	Sinnvolle Darreichungsformen: Injektionslösung zur subcutanen und intravenösen Injektion, sowie zur Infusion mit isotonischer Kochsalzlösung	

Erläuterungen

zu 2): Die Angabe des DEV ist für die Beurteilung des Wirkstoffs unentbehrlich.

zu 3): Es sollten nur wässerige Auszüge zur Anwendung kommen.

zu 5): Bei Mistelkraut geht man davon aus, daß Mistellektin den wirksamkeitsbestimmenden Inhaltsstoff darstellt. Es kann – berechnet als Mistellektin-I-Aktivität – quantifiziert werden.

Zusammenfassung

Monographiekonforme, dem aktuellen Wissensstand entsprechende bzw. zugelassene Mistel-Präparate im Sinne einer Phytotherapie enthalten parenteral zu applizierende wässerige Auszüge aus frischem Mistelkraut. Sie werden als Phytopharmaka und nicht als Präparate im Sinne einer anthroposophischen Therapie eingesetzt. Die Dosierung erfolgt nach Vorschrift.

Teil 2: Homöopathische Arzneimittel

Einleitende Bemerkungen

Die Arbeitsgruppe der Expertenkommission hat am 27.4.1999 in Frankfurt getagt und Richtlinien erarbeitet, nach denen auf dem Markt befindliche Homöopathika für den Modellversuch ausgewählt und verordnet werden können.

Es war nicht das erklärte Ziel, sämtliche Indikationen und die dazugehörigen Homöopathika zu bewerten, sondern beispielhaft eine Auswahl von therapierelevanten Homöopathika zu treffen. Aus der Nichtnennung von Indikationen und homöopathischen Arzneimitteln, darf nicht auf eine negative Bewertung durch die Kommission geschlossen werden.

Übergeordnete Gesichtspunkte: Definitionsgemäß handelt es sich um ein homöopathisches Arzneimittel, wenn dieses nach einem Verfahren hergestellt wurde, wie es in der definierten Vorschrift des Homöopathischen Arzneibuches, 1. Ausgabe

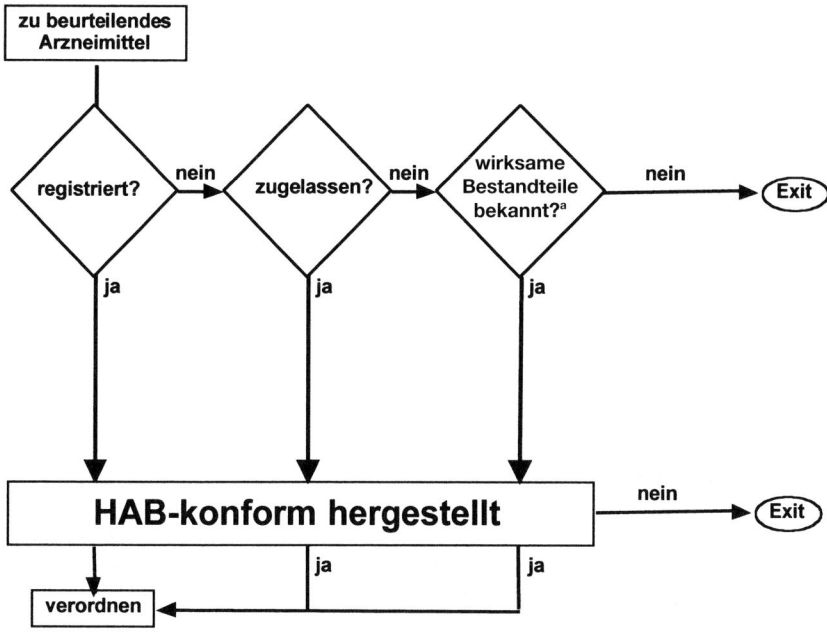

Abb. 2. Entscheidungsmatrix zur Auswahl qualitativ hochwertiger Homöopathika für das BARMER/BPI-Modellvorhaben. [a]In einem der Standardwerke beschrieben oder durch geeignete Arzneimittelprüfung belegt.

1978 (HAB1) mit Nachträgen, beschrieben ist. Somit regelt HAB1 die Qualität des homöopathischen Arzneimittels, weshalb die HAB-konforme Herstellung zwingende Voraussetzung ist. Die arzneilich wirksamen Bestandteile müssen in der Homöopathie allgemein bekannt sein und von einem der Standardwerke (Kent, Mezger, Boericke, Clarke, Stauffer, Voisin, Leeser, Charette, Wiesenauer) beschrieben oder durch geeignete Arzneimittelprüfungen belegt sein.

Wirksamkeit und Unbedenklichkeit homöopathischer Arzneimittel sind in den im Bundesanzeiger veröffentlichen Aufbereitungsmonographien dokumentiert. Dabei handelt es sich um stoffbezogene Monographiesammlungen, die von der Aufbereitungskommission D im ehemaligen Bundesgesundheitsamt (BGA) im Auftrag des Bundesministeriums für Jugend, Familie und Gesundheit auf Basis des Arzneimittelgesetzes erstellt wurden. Sie entsprechen dem jeweiligen wissenschaftlichen Erkenntnisstand zum Zeitpunkt ihrer Veröffentlichung im Hinblick auf Wirksamkeit und Unbedenklichkeit. Aufbereitungsmonographien sind damit die Grundlage für die Beurteilung von Wirksamkeit und Unbedenklichkeit homöopathischer Mono- und fixer Kombinationspräparate. Hierzu liegt ein 1997 im Bundesanzeiger veröffentlichtes Dokument der Kommission D vor, in welchem zur Bewertung fixer Kombinationen homöopathischer Einzelmittel Stellung bezogen wird:

Richtlinien zur Bewertung fixer Kombinationen homöopathischer Einzelmittel

Die Kommission für den humanmedizinischen Bereich, Homöopathische Therapierichtung und Stoffgruppe (Kommission D) läßt sich bei der Bewertung fixer Kombinationen homöopathischer Einzelmittel von folgenden Grundsätzen leiten:

Präambel

Fixe Kombinationen homöopathischer Einzelmittel werden seit Jahrzehnten, vorwiegend bei leichteren Erkrankungen und Beschwerden, angewendet. Veröffentlichungen, Gutachten und Erfahrungsberichte bestätigen die Wirksamkeit von Arzneimitteln dieser Art. Von einer Unbedenklichkeit kann in der Regel ausgegangen werden.

Definition

Fixe Kombinationen homöopathischer Einzelmittel sind Mischungen homöopathischer Einzelmittel.

Die Herstellung der Mischung und ihrer wirksamen Bestandteile erfolgt nach Vorschriften des Homöopathischen Arzneibuches (HAB1).

Anforderungen

Fixe Kombinationen homöopathischer Einzelmittel müssen folgende Vorschriften erfüllen:

1. Sie müssen so zusammengesetzt sein, daß jeder Bestandteil einen Beitrag zur positiven Beurteilung des Arzneimittels leistet, d.h., daß sich die Arzneimittelbilder der Einzelbestandteile hinsichtlich des Indikationsanspruchs gleichen oder ergänzen. In begründeten Einzelfällen können auch dokumentierte konstitutionelle Merkmale des Arzneimittels, der beanspruchten Indikation entsprechend, in die Bewertung einbezogen werden. Der Indikationsanspruch muß ein Krankheitszustand, eine Funktionsstörung, ein Syndrom oder eine pathologische Einheit bekannter Art sein. Der Indikationsanspruch der Kombination ist nicht identisch mit der Summe der Indikationsansprüche der Einzelmittel.
    Die Beurteilung bekannter fixer Kombinationen erfolgt unter Verwendung der Monographien der Einzelstoffe. Sofern Wirksamkeit und Unbedenklichkeit der fixen Kombination nach Zusammensetzung, Dosierung, Darreichungsform und Anwendungsgebieten aufgrund der Monographien der Einzelstoffe nicht bestimmbar sind, ist zusätzliches wissenschaftliches Erkenntnismaterial erforderlich.
    Neue Kombinationen bekannter Einzelmittel erfordern Untersuchungen mit der Kombination, z.B. die Durchführung einer homöopathischen Arzneimittelprüfung, klinische Studien oder wissenschaftlich auswertbares Erkenntnismaterial zu der Kombination in freier Rezeptur.
2. Sie müssen toxikologisch unbedenklich sein.
3. Sie dürfen nicht so zusammengesetzt sein, daß Einzelmittel darin enthalten sind, die nach den Erfahrungen der Homöopathie unverträgliche (feindliche, inkompatible) Mittel sind, es sei denn, daß der positive Beitrag dieser Bestandteile präparatespezifisch durch wissenschaftliches Erkenntnismaterial belegt wird.

Vor- und Nachteile

Fixe Kombinationen homöopathischer Einzelmittel haben den Vorteil, daß sie eine indikationsbezogene Therapie vereinfachen können.
Sie haben den Nachteil, daß sie keine gezielte, das heißt auf den individuellen Krankheitsfall abgestimmte Therapie zulassen, wie sie mit homöopathischen Einzelmitteln möglich ist.

Arzneimittelrechtlich ist zwischen registrierten und zugelassenen homöopathischen Arzneimitteln zu unterscheiden, was gleichermaßen auf Einzelmittel und auf fixe Kombinationen homöopathischer Einzelmittel zutrifft:

Registrierte homöopathische Arzneimittel sind auf Qualität und Unbedenklichkeit vom BfArM geprüft, nicht jedoch auf das Kriterium Wirksamkeit. Demzufolge werden bei registrierten homöopathischen Arzneimitteln oder solchen, die eine Registrierung beantragt haben, keine Anwendungsgebiete (Indikationen) genannt.

Dieser Ansatz ist in der Homöopathie sinnvoll, da diese Arzneimittel nach individuellen Kriterien ausgewählt und angewendet werden. Folglich setzen Auswahl und Anwendung registrierter homöopathischer Arzneimittel spezielle Kenntnisse voraus, da sie keine Indikationsangaben tragen. Registrierte homöopathische Arzneimittel sind erkenntlich an der Registriernummer (Reg.-Nr).

Zugelassene homöopathische Arzneimittel sind vom BfArM auf Qualität, Wirksamkeit und Unbedenklichkeit geprüft. Basis sind Aufbereitungsmonographien unter besonderer Berücksichtigung der von der Kommission D (Homöopathie) formulierten Bewertung fixer Kombinationen homöopathischer Einzelmittel. Zugelassene homöopathische Arzneimittel führen eine Indikationsangabe mit der Aussage: «Die Anwendungsgebiete entsprechen dem homöopathischen Arzneibild. Dazu gehören...». Entsprechend führen fixe Kombinationen homöopathischer Einzelmittel die Aussage: «Die Anwendungsgebiete leiten sich von den homöopathischen Arzneibildern ab. Dazu gehören...». Zugelassene homöopathische Arzneimittel sind an der Zulassungsnummer (Zul.-Nr.:) erkenntlich.

Sogenannte altregistrierte homöopathische Arzneimittel, die Indikationsangabe haben, befinden sich im Nachzulassungsverfahren.

Grundlage und Auswahlkriterien. Es wurde vereinbart, alle homöopathischen Arzneimittel für die Verordnung im Rahmen des Modellvorhabens zu empfehlen, die den genannten übergeordneten Kriterien folgen, sich im Nachzulassungsverfahren befinden, dem aktuellen Wissensstand entsprechen oder bereits vom BfArM registriert bzw. zugelassen sind. Quellen für die Bewertung waren:

- Aufbereitungsmonographien der Kommission D
- AMIS-Datenbank
- HAB1
- Arzneibücher
- Rote Liste 1999
- Fachinformationen

Von der Verordnungsfähigkeit ausgeschlossen sind die im SGB V, § 34 Absatz 1 genannten Präparategruppen. Diese sind ausschließlich zur Selbstmedikation vorgesehen. Präparate der Selbstmedikation sollten nach den gleichen Kriterien ausgewählt werden wie verordnungsfähige Präparate, d.h. monographiekonforme, sich im Nachzulassungsverfahren befindende, dem aktuellen Wissensstand entsprechende oder bereits registrierte bzw. zugelassene Präparate.

Fixe Kombinationen, die Stoffe verschiedener Therapierichtungen (sog. Mischpräparate) oder negativ monographierte Bestandteile enthalten, sind nicht Gegenstand des Modellversuchs. In den Modellversuch werden registrierte, d.h. Homöopathika ohne Indikationsangaben, und zugelassene homöopathische Arzneimittel, d.h. Homöopathika mit Anwendungsgebieten, aufgenommen.

Bei registrierten Homöopathika oder solchen, die eine Registrierung beantragt haben, ist die Anwendung auf Basis des Krankheitsbildes speziell zu beschreiben (sog. Individualverordnung).

Spezieller Teil

Zugelassene Homöopathika

Zugelassene oder im Nachzulassungsverfahren befindliche Homöopathika, die den genannten Auswahlkriterien entsprechen, werden analog des Hauptgruppenverzeichnisses der Roten Liste 1999 für folgende Indikationen in das Modellvorhaben aufgenommen:

Nummer im Hauptgruppenverzeichnis	Indikation
05	Analgetika/Antirheumatika
07	Antiallergika
14	Antiemetika/Antivertiginosa
23	Antiphlogistika
24	Antitussiva/Expectorantia
32	Dermatika
45	Mittel gegen grippale Infekte
46	Gynäkologika
49	Hypnotika/Sedativa
53	Kardiaka
60	Magen-Darm-Mittel
61	Migränemittel
63	Mund- und Rachentherapeutika
72	Rhinologika/Sinusitismittel
77	Spasmolytika
81	Umstimmungsmittel
82	Urologika
83	Venentherapeutika

Teil 3: Anthroposophische Arzneimittel

Einleitende Bemerkungen

Die anthroposophische Medizin baut auf der naturwissenschaftlichen Methode der Medizin auf und ergänzt diese um eine geisteswissenschaftliche, wodurch die Ganzheit Mensch als Einheit von Leib, Seele und Geist beschreibbar und der einzelne Mensch als einmalig, als Individualität erfaßt wird. Seine Gesundheit ist eine individuelle, ebenso wie er die Krankheit durch seine Individualität beeinflußt.

Dieses erweiterte Menschenbild bewirkt, daß auch jede Therapie individuell verordnet werden muß und der Indikationsbezug der Arznei- und Heilmittel nicht unabhängig von der realen Krankheitssituation gesehen wird. Hier existiert ein deutlicher Unterschied zu der rein naturwissenschaftlichen Methode in der Medizin, in der sich der Mensch nach der Arznei und nicht die Arznei nach der Individualität Mensch richten soll. Die aus der Interaktion Mensch-Arznei entstehenden Wirkungen werden insofern auch in erwünschte oder unerwünschte Wirkungen (Nebenwirkungen) unterschieden.

Die Arznei- und Heilverordnungen in der anthroposophischen Medizin gehen von der Voraussetzung aus, daß ihre Wirkungen im wesentlichen durch eine intentionale Antwort des Organismus zustande kommen. Insofern haben sie auch weniger zwingenden als vermittelnden Charakter (Remedium). Ihre Wirksamkeit setzt voraus, daß die körpereigenen Regulations-, Steuerungs- und Ordnungssysteme auf sie reagieren. Sie sind im wesentlichen Naturstoffarzneimittel, wobei der natürliche Ausgangsstoff durch pharmazeutische Prozesse zum Arzneimittel «spezialisiert» wird. Das Arzneimittel hat daher häufig «synthetischen» Charakter.

Von der Homöopathie wird vielfach das Potenzierungsverfahren übernommen, weshalb zahlreiche anthroposophische Arzneimittel in ihrer Herstellung auch durch das Homöopathische Arzneimittelbuch (HAB) beschrieben werden. Solche Arzneimittel haben überwiegend keine enge Indikationsbenennung. Die sogenannten Typenmittel dagegen sind stärker indikationsbezogen und insofern auch den chemisch definierten Synthetika vergleichbarer.

Eine ganz eigene Stellung nehmen die Mistelpräparate der anthroposophischen Medizin ein, die einem speziellen Herstellungsverfahren unterliegen und schwerpunktmäßig in der Behandlung bösartiger Tumor- und Systemerkrankungen angewandt werden.

Zusammenfassend hat die anthroposophische Medizin eine eigene medizinische Erkenntnis- und Therapiemethode entwickelt, die aber nicht als Gegensatz oder gar Ersatz der naturwissenschaftlichen Medizin gesehen wird, sondern als deren Ergänzung.

Gliederung und übergeordnete Gesichtspunkte: Wie schon bei den Phytopharmaka und Homöopathika wird keinerlei Vollständigkeit der darzustellenden Arzneimittel angestrebt, sondern es werden solche Arzneimittel für den Modellversuch ausgewählt, die charakteristisch für die anthroposophische Medizin sind und häufig verordnet werden. Dabei ist Voraussetzung, daß diese Arzneimittel durch Aufbereitungsmonographien der Kommission C gedeckt sind, nach diesen bereits zugelassen wurden oder sich in dem offiziellen Nachzulassungsverfahren befinden und dem jeweils aktuellen Wissensstand entsprechen.

Ein Teil der anthroposophischen Arzneimittel, der nicht namentlich erwähnt wird, weil er keinen eng umgrenzten Indikationsbezug hat, setzt die Kenntnis der anthroposophisch-medizinischen Methode voraus. Bei dem größten Teil der Arzneimittel wurden in den Aufbereitungsmonographien der Kommission C definierte Anwendungsgebiete genannt, die für die Verordnung allgemein orientierend sind. Diese kommen für den Modellversuch in erster Linie in Betracht.

Dies sind:

- die sogenannten Typenmittel,
- die für äußere Anwendungen deklarierten Öle, Essenzen und Salben (für die sog. Pflegetherapien) sowie
- die anthroposophischen Mistelpräparate und weitere «Onkologika».

Grundlagen für die getroffene Auswahl waren:

- Aufbereitungsmonographien der Kommission C
- AMIS Datenbank
- Rote Liste 1999
- Fachinformationen
- Einschlägige Fachliteratur

Ausgeschlossen von dem Modellversuch sind alle Präparategruppen, die in SGB V, § 34, Abs. 1 aufgeführt werden. Diese sind ausschließlich zur Selbstmedikation vorgesehen. Jedoch sollten in jedem Fall die bei einer Selbstmedikation verwendeten Präparate nach den gleichen Kriterien ausgewählt werden wie die verordnungsfähigen.

Spezieller Teil

Einbezogene Indikationsbereiche

Zugelassene oder im Nachzulassungsverfahren befindliche anthroposophische Arzneimittel, die den genannten Auswahlkriterien entsprechen, werden analog des Hauptgruppenverzeichnisses der Roten Liste 1999 für folgende Indikationen in das Modellvorhaben aufgenommen:

Nummer im Hauptgruppenverzeichnis	Indikation
05	Analgetika/Antirheumatika
07	Antiallergika
23	Antiphlogistika
24	Antitussiva/Expectorantia
32	Dermatika
45	Mittel gegen grippale Infekte
48	Hepatika
53	Kardiaka
60	Magen-Darm-Mittel
61	Migränemittel
63	Mund- und Rachentherapeutika
72	Rhinologika/Sinusitismittel
86	Zytostatika

Index